对抗衰老：

让你的大脑更年轻

[美] 弗兰克·密诺斯◎著

张觉文◎译

 中国纺织出版社有限公司

图书在版编目（CIP）数据

对抗衰老：让你的大脑更年轻/（美）弗兰克·密诺斯著；张觉文译. -- 北京：中国纺织出版社有限公司，2020.9

（大脑使用手册）

书名原文：Strong Memory, Sharp Mind: Anti-Aging Strategies for Your Brain

ISBN 978-7-5180-7597-3

Ⅰ.① 对… Ⅱ.① 弗… ② 张… Ⅲ.① 脑 – 保健 Ⅳ.①R161.1

中国版本图书馆CIP数据核字（2020）第121239号

原文书名：Strong Memory, Sharp Mind: Anti-Aging Strategies for Your Brain

原作者名：Frank Minirth

Copyright 2017 by Minirth Holdings, LLC

Originally published in English under the title Strong Memory, Sharp Mind by Revell, a division of Baker Publishing Group, Grand Rapids, Michigan, 49516, U.S.A.

All rights reserved.

本书中文简体版经 Baker Publishing Group 授权，由中国纺织出版社有限公司独家出版发行。本书内容未经出版者书面许可，不得以任何方式或手段复制、转载或刊登。

著作权合同登记号：图字：01-2020-1478

责任编辑：范红梅　　　责任校对：王花妮　　　责任印制：王艳丽

中国纺织出版社有限公司出版发行

地址：北京市朝阳区百子湾东里 A407 号楼　邮政编码：100124

销售电话：010—67004422　传真：010—87155801

http://www.c-textilep.com

中国纺织出版社天猫旗舰店

官方微博 http://weibo.com/2119887771

天津千鹤文化传播有限公司印刷　各地新华书店经销

2020 年 9 月第 1 版第 1 次印刷

开本：710×1000　1/16　印张：12.5

字数：153 千字　定价：65.00 元

如何使用这本书

请不要浑浑噩噩地走过人生的30岁、40岁、50岁，

然后突然意识到自己的大脑正日渐衰退，

请不要借口"脑筋还够用"来搪塞将就。

你值得变得更好，

千万别把你的脑力不当回事儿。

本书将对人脑的机能及其脆弱性，以及如何降低脑力衰退风险提供一个基本认知。希望本书能够激励你采取一些个人措施，以保持思维的敏锐度。

全书涉及到非常多的清单，通过这种方式打包信息，人脑可以更好地加工和储存信息。请仔细浏览这些清单并在引起你注意的项目上稍作停顿，有些词条可能会重复出现，因为重复有助于理解学习。

本书作为训练脑机能的练习手册，适用于所有年龄段的人群，也可以作为医护人员的工作指南。对于每一个个体、家庭、护理中心、医疗保健人员、老年人群体，以及精神健康机构来说，本书都可以在一定程度上提供帮助。

手边随时备好签字笔和荧光笔

在此建议读者将有助益的段落做适当的标记，以便后续的回顾反思。同时，重点标记行动步骤提示以及操作清单。通过综合以上信息来制作一份个人脑机能训练行动计划书。重温这本书可以为你的计划注入更多的想法。

希望读者能够认真思考脑部助推模块的内容并不断巩固训练，认知产生于重复的过程，不断地学习有利于记忆的复苏和加深。如果在练习中遇到了难题请不要放弃，寻找答案的过程将会帮助你获取知识，请坚持学习以及重复这些练习，直到能够准确快速地作答。在附录C中读者能够找到所有的答案。

脑健康激发生命潜力

无论你是30岁、60岁还是80岁，请你用心阅读本书，因为思维能力退化是件非常糟糕的事情。我们每一个人都要面临这一选择，即是否愿以完好、强健的大脑来保障记忆在晚年不会流失。在这一问题上，个人选择就显得尤为重要了。请不要让每一次生日的来临都意味着更多记忆的遗失、技能的消逝，以及不复从前的人际关系。如果思维能力没有得到充分的训练和培养，那么你将与生命中的无数机遇与好运失之交臂。

注意

有关人脑的医学信息日新月异，今天普世认同的真理明天可能又被其他说法所替代，因此错误是在所难免的。请不要因为轻信网络媒体、书籍或报纸上的片面报道而推迟就医或无视医嘱。

本书的部分内容涉及到专业领域知识，读者可以在阅读的过程中对人脑的复杂性和易伤性有一个完备的认知，更深刻的理解人脑的无限潜能。

本书不能作为任何一种诊断或治疗的医学指南。无论身体状况如何，请先咨询专业医疗人员（包括一般性问题的相关参考）。当就具体的医疗行为、症状征候、医学诊断及预测，或相关治疗方法进行判断时，需要考虑多方面因素。本书所提供的信息并不是绝对权威和完整的，不能排除变化更新等因素的存在。

记忆力的重要性

每逢参加生日宴会，我总能听到诸如"30岁是新的20岁""40岁是新的30岁"和"50岁又是新的40岁"这类寒暄话。人们总是乐此不疲的将自己与父母那一代人对比，从而凸显自己不论是面容还是心态上，都更为年轻。

我们都希望自己的思维可以永远保持敏捷。但是接受过中学和大学教育后，有些人再也不愿意翻翻书本或参加其他学习课程了。要知道，大脑越健康，意味着我们更能够经受岁月的考验和侵蚀，引领幸福美满的人生。

人人都祈求一生平安喜乐、渴望被爱、梦想财富、广交好友。除了这些激励我们前行的欲望，个人习惯、需求、冲动、计划都会影响我们的选择。每天，我们把控自己的思想，揣摩自己的言语，纠正自己的行为举止，每一个决策的背后都连接着无法预测的未来。慢慢地，思维模式一经形成，我们的生活和人际关系从此深远地受其影响。

然而，以上的美好愿景都基于一个健康的大脑，这也是很多人未曾考虑过的。因为你的思维控制着你的行为，但如果你的脑部已经遭到损伤，经年累月，对个人和家庭来说，实现这些愿望是很困难的。

希望这本书能够帮助你权衡健康选择并且坚持遵守保护脑健康的训练计划。随着年龄的增长和生活方式的变化，请随时调整计划内容。从最简单的开始，千里之行，始于足下。

千万不要任由身体自然衰老

如果你已经到了而立之年，那么你的脑部已经开始老化了，这意味着你可能需要花费更多的时间和精力去记忆和学习。你的语言流畅性、思维洞察力、逻辑推理能力都会逐渐衰退。

在人生的每一个阶段，身体和思维都是在不断变化的。随着年龄的增长，衰老的症状愈发明显：皮肤松弛，鬓染微霜，记忆力也在不断消减。每一个人都会在生命中不同的时间深刻地感受到这些变化带来的影响。但是总会有方法和希望来帮助我们保卫精神领地以安度晚年。

你的关注点和目标究竟是什么？尽早实践本书所建议的记忆力强化方法，日积月累，收效就越显著，进步也越快。通过训练和锻炼脑机能，你将保持一个敏捷灵活的头脑。

大脑机能的活跃程度区间较广。对于普通人的生命周期来说，脑机能由于风险因子的作用，会经历一个前期活跃、后期逐渐衰弱的变化：①高速运转的大脑→②平均认知水平→③认知水平略微下降→④早期认知能力减退→⑤轻微神经认知功能障碍→⑥严重神经认知功能障碍。

你觉得现在自己正处于以上哪一阶段呢？你想恢复到哪一阶段呢？本书可以帮助你达到理想目标。不要为自己没有早点行动而感到遗憾，越早的发现智力衰退，远期预后就越向好。

想要拥有更加敏锐的头脑吗？一切皆有可能

在我女儿年幼的时候，我曾问过她这样一个问题，"想要增强你的脑力吗？"她欣然点头。现在她成为了一位医学博士和精神科专家。

曾经有一位瘦弱的老牧师就其记忆力衰减向我求助，我问了他同样的问题，"想要增强你的脑力吗？"他接受了我的建议。如今，这位牧师重返教堂，以充沛的精神继续他的布道事业。

脑力在人生中任意阶段都可以增强！这个事实是激动人心的，幼年、青春期、成年，甚至是老年阶段，智力都可能有所变化。把控、挑战思维，引导、改善心智为个体带来了许多好处，如认知功能衰减速度下降，减缓阿尔茨海默病病情发展等等。

在你的一生中，不同的选择都会在未来给予你意想不到的收获。能否长期地保持强健的脑力，决定权完全在你自己的手里，在这一点上没有人可以替代你。本书尽可能地为你提供相关的科学依据、实时讯息以及各类入门诀窍和自助计划指南。只要坚定信心并付诸实践，那么大多数人都可以实现记忆力的强化。在一个著名的心理研究实验中，老师告诉一组成绩水平中等的学生，他们在智力和记忆力方面都拥有异于常人的天赋，这些学生勇敢地把握机会去学习和成长，等到学期期末结束，他们都在班级里名列前茅，对自身潜力和能力的心理暗示使他们做出了改变。

事实上，在20～40岁的时期，人们发展个人事业，组建自己的小家庭，准备退休生活，殊不知这段时间是培养和保护大脑的关键时期。当你在阅读本书时，你已经深切地意识到脑健康对人体的许多益处，并且已经着手去改变自己了。

专属的大脑保健手册

为脑部提供足够的营养，关注脑健康，对脑部发展是至关重要的。我们应该通过一系列方法给予脑部充分的休息、足够的营养、相应的交叉训练、正确的指导、适当的挑战和刺激、充足的能量补给，以及思维灵活性锻炼，以训练和保护我们的大脑。

章节末尾的"明智之选"模块，可以助力你在成年期享受自信，收获成功。"大脑助推"训练节选了多个领域的研究成果来帮助你增强记忆力。本书吸收借鉴了专业科学研究、个人训练心得反馈等素材，完全可以作为你的训练手册来使用，在相关段落做批注，并标记重点页码，可温故而知新。我希望，你的付出不仅仅只受益当下，即使在未来的岁月里，也可以保护你高速运转的大脑不受损害。

著者亲笔

当我从医学院毕业的时候，我宣读了希波克拉底誓词。宣誓是每一位医者行医前必经的传统，誓词中的几行话激励我用一生的事业去发展预防性心理健康领域，以保护人们免受或减缓精神疾病的毁灭性影响。

我将竭尽所能防疾病于未然，因为预防远胜于治疗。

我将铭记自己是社会中的一员，我对所有人类同胞负有特殊的责任，无论他们是健康还是被疾病折磨。

为了实现这些承诺，我编著了一系列丛书，并主持了相关的广播脱口秀，我希望通过这些方式来灌输给人们精神健康的重要性，使他们尽早发现问题。本书延续了我"行为号召"的宗旨，鼓励人们保护他们的精神意识，享受长久的幸福人生。

弗兰克·密诺斯

目录

第一部分

认知健康威胁

1 你的选择

> 大脑引导着人们的思想、感受、转变、言语以及活动，保护脑健康从来没有太早或太晚这一说法，大脑反作用于你自身的健康。

记忆是一切的守护者。

——西塞罗，约公元前70年

重复造就了我们。

——亚里士多德，公元前350年

失去记忆你将无法驾车去上班；失去记忆你将不再认得自己的家人；失去记忆你甚至将失去沟通的能力。失去记忆"你"将不复存在。

亚里士多德恒远的格言里包含着深刻的真理。我将其稍作修改，"通过重复选择专注于一件事，我们通常成为了我们想要成为的人。"通过重复向脑部灌输某种事物，脑部也反过来定义我们个体本身，即人的所做所想。亚里士多德的格言向我们每个人发出警鸣，无论是好的行为，还是错误的习惯，都值得我们去反思，这些选择到底是在帮助还是损害我们自身？

定期为身体补充营养、坚持锻炼，会使我们的身体机能更好地提升和运转。肌细胞会通过重复的体能训练发挥作用，因此人们通过举重训练来塑造肌肉，通过仰卧起坐来训练腹肌。这一理论同样适用于人脑，它同样需要定期的训练。

通过重复智力训练，脑细胞连接得以持续运行并得到发展，因为这类训练刺激增强脑细胞之间的树突连接并锻炼脑回路反应能力。老话说"要么使用它，要么失去它"，这个道理不但适用于人体肌肉，在脑部神经通路与神经连接方面也同样说得通。每一次智力挑战都通过神经连接与人脑建立新的联系。

你的选择冥冥中标记了你的人生轨迹，不管结果是好是坏。如果你已经步入了人生的30岁或40岁，拥有了时间、动力以及一些生活经验等优势。为了保持脑健康，你必须定期来一点儿智力训练并做不定期调整，注意适当休息，补充营养。要知道我们每天在小事上做出的选择与人生中的重大抉择是同样重要的。你的生活习惯对脑健康究竟是有利的还是有害的呢？我们一起来做一下这个测验吧。

	是	否
你嗜糖或喜欢吃垃圾食品吗？	—	—
你一天中大部分时间都只坐不动吗？	—	—
你是否花大量的时间看电视或上网？	—	—
你是否常常倍感压力，十分焦虑？	—	—
你花在看电视上的时间是否多于读书或做运动？	—	—
一天中大部分时光你是否一个人度过？	—	—
你是否患有慢性病？	—	—
你是否有不良或上瘾习惯？	—	—
你是否为体重问题所苦恼？	—	—
你夜间睡眠是否少于7小时？	—	—

如果你的肯定答案很多，意味着你需要注意你的脑部保健问题了。

 为什么人人梦想拥有敏捷睿智的头脑？

阅读下方清单，哪些是你关注脑部健康的动机呢？请标记出来，这将有助于你迈出脑健康训练的第一步。同时，通过这个步骤可以使你弄清楚自己的短期和长期目标、优势，以及需要改进的地方。

拥有睿智的头脑，我就可以铸就强健的脑力。

___降低老年时丧失记忆的风险

___保持目前的记忆力和脑功能水平

___增强自信

___保持独立

___增强解决问题能力和决策能力

___促进职业发展

___增强个人短期和长期记忆力

___避免尴尬（如犯糊涂）

___增加注意力持续时间和专注度

___提高学业成绩

___能够同时完成多项任务（每项任务要求快速切换思维）

___提升日常工作效率

___始终保持最佳状态进行工作

___改善人际关系

___在日常经营中和社交生活中更加灵活（如记忆人名和细节）

___减少处理事务的压力

___增强个人优势

___更加灵活地与人交流

___享受更多爱好和活动

___停止或逆转认知能力退化（认知指人脑加工知识和通过思想、经验以及感觉来理解
　　事物的过程）

试想一下如果你放任脑部功能衰退的后果，就意味着上述所罗列的目标对你的激励作用将不复存在。乍看之下严格地践行脑健康保护计划是一件十分困难的事情，然而从长期来看，放任脑功能衰退、忽视脑健康的后果将更加严重。一个令人难以承认的事实是，我们的大脑实际上是非常脆弱的，它不得不顺应自然规律，即随年龄增长逐渐丧失功能性。

只需要一点努力和投入，你的脑功能降低问题就可以得到改善。脑部护理可以从一点一滴做起，它与众不同的地方在于，所有年龄段的人在任何情况下都可以着手尝试。

不要让冷漠和无动于衷阻隔你前行的道路，以至于你无法成为想要成为的人。借口和拖延是你的两大敌人，几乎没有人不是靠努力勤奋成事的。有些时候这种冷漠可能是由于某种疾病造成的，如抑郁、痴呆。但如果你真的缺少兴趣和动机，相信你也不会翻开这本书看到这里了，所以对你来说，一切为时不晚！

随着阅读的深入，不要忘记标注你感兴趣的行动提示，以充实脑健康保护计划。千里之行，始于足下，你当下的一小步将是未来的一大步。这些选择将会无形中改善你当下和以后的生活质量。

 ## 让意志力参与到你的行动中

个人意志——即选择的能力，这是扭转一切的关键。通过个人意愿，你可以不断地迈向健康、平衡的新生活，如坚持智力和体力训练、饮食营养均衡，以及不断丰富精神世界。

但在得心应手地掌握这种平衡之前，首先需要纠正某些不良习惯。你是否有酗酒、吸烟、睡眠不良、不喜欢做运动或暴饮暴食等困扰？或许你应该练习学会如何拒绝，如果想要改变这类常见的不健康生活方式，那么个人意志力和个人选择是必备条件。

当你面临决断时，是否经历过内心的挣扎？别担心，这是人性使然。

作为一名拥有40年以上工作经验的医学博士，我不断地见证着人们是如何靠意志力选择更好的生活方式的，对于他们的人生幸福而言，如何选择是决定一切的关键。有些人选择戒瘾，把注意力转移到更好的地方，合理饮食、对抗抑郁，并且举止得体。在这个过程中他们得到了很多真诚的帮助，但如何选择还是取决于他们自己。有时候，意志力可以扫除压力给人带来的负面情绪，甚至在某种程度上，可以逆转遗传疾病，改善发病症状。

我并没有断言压力以及表现遗传因素（外部因素通过修改DNA以启动或关闭基因）是无足轻重的。同样，我也不会否定医疗因素在基因组中的重要作用。我只是说，个人选择在迈向个人提升和身体健康的道路上是非常重要的因素，同时它也给予了人们更健康和幸福的生活。

训练大脑去接受并按意志力行事需要一个过程。人们需要打破自我怀疑和注意力分散的壁垒，我们的意志力每天都在与这类干扰因素搏斗。若没有一个切实可行的计划、个人付出，甚至是后续援助机制或相关责任搭档的缺失，都会使长期改善的目标成为泡影。

说说我从前的一个邻居的故事吧，他在生活中缺乏自我管控力和意志力。虽然他的能力足以应付日常工作，但日常生活却是一团糟。他对于自己的恶习不以为意，常常不修边幅，麻烦事儿一箩筐，也不想尝试新事物。他的子女已经成年，妻子过世，他的精神和身体状况欠佳，但他拒绝接受治疗。孤独和沮丧终日围绕着他，最后他因为一点小病而撒手人寰。

你可能也认识有同样遭遇的人，但事实上就连他这种看似无药可救的人也可以通过建立强大的意志力去重建希望。健康的身体、平衡的生活方式以及人生成就都离不开这个基础。

想要克服恶习和不良生活嗜好以重获力量可不是件容易的事情。你知道一个习惯的建立通常需要21天的时间吗？超越这个临界点后，随着重复的过程，维持巩固这一良好的生活习惯会变得更容易。

管控甚至改变一个人的人格特质同样不易。一定程度上，个人的言行举止会受到脑结构、激素、神经递质以及大脑活动模式的影响。有时，我们的性格是宝贵的财富，有时，个性也会成为我们的绊脚石。但更为重要的是我们要明确自己的目标，强化有益自身发展的人格，努力克服自身的弱点。

管理认知方式是一项脑功能挑战，通过意志力，你可以减少不良人格带来的负面影响。看看下列表格中的消极人格与你自身有无重合的地方。

_____	苛刻、控制欲强、至善论者、顽固不化、犹豫不决
_____	感情用事、容易激动、以自我为中心
_____	不切实际、过度忧虑
_____	夸张、人际关系冲突不断、行事冲动、易怒
_____	疑心重、敏感、缺乏信任
_____	情绪不稳定、缺乏自我认同感、拒绝服从、不会处理朋友间关系
_____	内向、担心被拒绝、社交恐惧
_____	不自立
_____	拖延、效率低
_____	冷漠

 明智之选

提到激励、常识、心理健康等话题时，我想说的太多了，它们在生活中的方方面面给予人们启示。

请尽可能地做出有利于个人健康的选择，不论是心理上、身体上、情绪上还是精神上。自我提升是由一系列明智选择所叠加的过程。"我们做出了选择，选择反过来也塑造了我们自身。"讲的就是实实在在的真理。

自我测评：我的表现如何？

当我们评价个人脑健康时，可参考下列评价因素。下列表格中可能含有阻碍你心理和身体健康的一些压力源。请在你认为需要寻求帮助或需要提高的事项前打勾。

注意：简单的个人评测结果可能会受到你目前心理状态的影响，请诚实、客观、深刻地全面考虑下列事项。

—— 基础功能运转	—— 饮食
—— 疾病	—— 工作表现
—— 人际关系	—— 精力水平
—— 不良嗜好	—— 生产效率
—— 用药	—— 体重
—— 心情	—— 易怒
—— 健康的选择	—— 决断
—— 锻炼	—— 压力水平
—— 学习新事物	—— 时间管理
—— 记忆和认知	—— 经济保障
—— 商业日程安排	—— 疑惑
—— 焦虑	—— 睡眠习惯
—— 疼痛程度	—— 外表和着装
—— 喜好	—— 相互依赖（行为或处事依赖他人）
—— 研究课题	—— 性格特质
—— 家族病史	—— 使用电子产品、收看电视节目

续表

____ 家庭暴力	____ 自信
____ 时间浪费	____ 身体症状
____ 态度	____ 其他事项

迈出你的第一步

下列步骤看起来简单易行，但它们能够针对性地训练人脑认知功能。

● 去学习你所感兴趣的事物。（接受教育可以增加脑皮层言语区的树突）

● 每天坚持至少30分钟阅读，选择一些能够启发思考的图书（小说、书籍或时事报纸），尝试大声朗读你喜欢的段落。

● 打造一种激发脑潜力的居家环境。

● 驾驶或散步时选择新路线。

● 丰富社交生活。

● 每周学习一些新词汇，并将其应用在日常对话中。

● 尝试棋盘游戏、打牌或拼图游戏。

● 尝试电子游戏或网上冲浪。

● 用平时不习惯的手梳头、刷牙。

● 听音乐并记忆歌词。

● 改变工作日程顺序。

● 打个十几分钟的盹。（人脑休息有助于其整理记忆和信息）

● 报名参与当地图书馆或大学免费课程。

● 专注房间内5样物品，接下来在一天的剩余时间里不断地回忆它们分别是什么，尤其是当你的位置发生变化的时候。

● 电视广告时间做点拉伸运动。

现在问问自己：我的生活日程和选择是否有益于身体健康？我信任的亲

人朋友是否也认同我的想法？

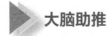

大脑助推

事实：智力训练可以强化人脑认知。

你持续性地花费在记忆力强化训练上的时间越多，就越有利于降低认知功能减退或老年痴呆的风险。建立一个脑健康预防屏障需要数10年的时间，若你年逾30，并从当下做起，完成这项大工程不是不可能的。人们愿意花大价钱为他们日后舒适的退休生活做投资，这种长远的考虑同当下花费精力去保持一个清晰的头脑是相通的。来试试下面的智力练习吧。

逻辑推理

一个男人看着墙上的一幅画像说道："我没有兄弟姐妹，画像里的这个男人的父亲是我父亲的儿子。"请问画像里的男人是谁？（答案见附表C）

背诵环节

按顺序背记45位美国总统的名字。每天用最快速度把他们默记下来并重复这个步骤：华盛顿、亚当斯、杰弗逊、麦迪逊、门罗、亚当斯、杰克逊、范布伦、哈里森、泰勒、波尔克、泰勒、菲尔莫尔、皮尔斯、布坎南、林肯、约翰逊、格兰特、海斯、加菲尔德、亚瑟、克利夫兰、哈里森、克利夫兰、麦金莱、罗斯福、塔夫脱、威尔逊、哈定、柯立芝、胡佛、罗斯福、杜鲁门、艾森豪威尔、肯尼迪、约翰逊、尼克松、福特、卡特、里根、布什、克林顿、布什、奥巴马、特朗普。

当你的速度和准确率达到较高水平后，尝试按照从后向前的顺序来重新练习之前的步骤：特朗普、奥巴马、布什、克林顿、布什、里根、卡特、福特、尼克松、约翰逊、肯尼迪、艾森豪威尔、杜鲁门、罗斯福、胡佛、柯立芝、哈定、威尔逊、塔夫脱、罗斯福、麦金莱、克利夫兰、哈里森、克利夫兰、亚瑟、加菲尔德、海斯、格兰特、约翰逊、林肯、布坎南、皮尔斯、菲尔莫尔、泰勒、波尔克、泰勒、哈里森、范布伦、杰克逊、亚当斯、门罗、麦迪逊、杰弗逊、亚当斯、华盛顿。

如果你对美国总统姓甚名谁不太感兴趣，也可以从你的专业领域或日常爱好中挑选30～40个名词组成一个列表，然后按照之前的步骤进行记忆练习。

算数训练

散步或乘车的空档可以练习心算。

● 一个日常挑战是计算餐厅、机场、酒店、美妆店及其他场所服务人员的小费，而不再依赖手机计算器，这足以让你的朋友们大吃一惊。

如果小费占总账单金额的10%，仅需将小数点向左移动一位便可以得出结果。小费占5%则是上述结果的一半。如果比率是15%的话，把10%与5%的结果相加即可。20%的比率只需将10%的结果乘以2。

例：你的账单金额是$148，约为$150。那么按10%收取小费就是$15，如按20%收取小费就是2×$15=$30。当然，你可以根据个人情况加减总金额。

● 在脑海中，尽你所能快速将序列数字（如2、3、4等）与整数100进行加减运算。从中选出一个数字与它自身相乘。从较小数字开始为大脑做"热身运动"，如从2、3慢慢加大难度到7、8、9。每天重复做心算练习直到你能快速作答，再加大难度到新一轮数字。

② 人脑潜能探索

> 30000个神经元可以包覆住一个针头，而人脑大约有一千亿个神经元。

我喜欢不着边际地遐想，因为它唤醒了我大脑里每一个细胞。

——休斯博士 《戴帽子的猫》影评

你的头脑中有思维，鞋履里有双脚，

你可以跟随自己的内心朝着任何方向一往无前。

——休斯博士 《喔，你远去的方向》

 在你的大脑中

● 人脑重约3磅，其中75%的成分是水。

● 每1个神经元可能与10000个神经元相连接，它们彼此间通过上千亿的突触连接来传递信号。

● 不同类型的神经元的神经冲动运速不尽相同，最快可达250英里/小时。

相较于我们这些已过知命之年的人来说，青年人的优势是不言而喻的。

不同于补救一颗正在衰退的大脑，他们只需要继续维护本身功能活跃的脑部即可。在今后的人生中，人脑将沿着最佳功能运行的轨道去指挥身体。

活跃的生活方式、富有挑战性的职业规划，都可以为你的脑健康提供足质足量的脑力训练。每经历一次不同的变化或挑战，我们的记忆储量和认知储备便得以升级扩容，不要担心年龄这一阻碍。

 流传甚广的有关脑部的科普知识可信吗？

学者的最新研究驳斥了一些常见的错误观点。

- 一些文章和广告中总是不断地提到"**我们仅使用了人脑的10%**"，这一观点是错误的，事实上我们整个大脑在多数时间都是处于活跃状态中的。

- "**30岁之后一切就走向下坡路了**"。在认知能力方面，此观点无可厚非，但实际上随着年龄的增长我们也收获了宝贵的财富，如智慧、词汇量、情绪管控、理解、耐心以及明确的人生目标。

- 将人脑比作科技这一说法在很久以前就存在了。最常见的说法是"**人脑就像电脑一样运转：加工信息的速度、储存容量、输入和输出。**"但这一贫瘠的比喻本身忽视了人脑并不像事先设定好的电脑一样一成不变。它没有等待着被填满的记忆存储容量，同时它也不会像电脑一样完成计算程序。我们运用思维去诠释、参与、关注世间五彩缤纷的元素。人脑是可塑的（大脑可塑性是神经突触与神经通路受环境、行为、神经系统效应影响不断改变的过程），它本质上区别于电脑。

- "**自然衰老杀死脑细胞**"。多年以来，人们普遍认定脑细胞从30岁之后开始逐渐死亡。但近来一些研究发现，随着年龄的增长，人脑的部分功能是在不断发展的。然而，同我们身体的其他部分一样，随着人脑不断地去适应新的环境和生活，它必然会经受一些变化，如年龄会引发细胞突触的减少，阻隔细胞间的化学反应。一些神经进行性疾病如阿尔茨海默病就会杀死脑细胞，但是自然衰老是不会引发细胞功能螺旋式下降的。人脑细胞并不会随着年龄的增长而逐渐消失，这真是件令人宽慰的事实，只要我们悉心呵护它们，它们就不会弃我们而去。

● **"一部分人惯用右脑，另一部分人则更惯用左脑。"** 这一观点可能来源于1976年罗杰斯佩里的研究：人的左右脑功能是不同的。他得出的结论是左脑主逻辑、分析、运算能力，右脑主直觉、创造力、感官信息汇入以及信息整合。据此推论出很多科学家、医生、会计习惯用左脑，而艺术家和作曲家可能惯用右脑。根据对超过一千张脑部扫描图的分析发现，并不能得出所谓的左右脑功能支配个体的论断。人脑各部分是协调合作的，不能孤立地强调某一部分，左右脑功能的训练强化都是不容忽视的。

● **"喝水脑子会转地更快"** 虽然这一说法不成立，但是喝水的确有助于维持人体体液平衡，这有利于人体的消化、吸收、血液循环、维持体温以及输送营养。（成年人身体的60%是水）

▶ 精神健康的重要性

没有人会一直保持高度的注意力和敏捷的思维。

对于你、我以及世界上任何一个个体来说，精神健康的重要性都是不言而喻的，它贯穿你的一生，从幼年到晚年，它主导我们的情绪，点亮生命的灵性，守护我们的幸福。我们的个人能力借助它得以尽情发挥，个人潜能依靠它得以充分发掘，我们的所思、所想、所为无不受到精神世界的影响。精神引导个体对抗压力，成为群体中的一员，并做出选择。

大约每4位美国人中就会有一位在某一时期受到精神疾病的影响。它不但扭曲了我们的思维方式、情绪、行为习惯，同时，它也严重地损毁人们日常功能运转。目前，抑郁是最常见的一类精神疾病。

很多因素都会导致精神健康问题，生活经历、精神创伤、家庭暴力、家族病史或脑化学不平衡等生物因素，都是目前最常见的精神病因。

你或你的家人曾有过罹患精神疾病的经历吗？如果有，请务必留心早期病发征兆。获悉以及分享相关信息有助于打破耻辱感或减少对脑疾病病人的歧视，利于帮助那些深受脑健康问题折磨的人们，让他们明白他们并不是一个人在病痛的深渊中挣扎。治疗和减轻相关症状的方法不一而足。

多年来，无论是在我的私人诊所还是在各大医院里，我在行医过程中见证过成百上千的病人与病魔顽强搏斗。他们的大脑由于脑化学失衡或其他病因而触发脑部疾病，不同程度上损害了脑功能性，一度生机焕发的个体面临黑暗的侵袭。

在过去的20年间，在理解人脑如何运转以及研发医学科技来诊断脑功能紊乱这一方面，科学家们取得了巨大的突破。这些突破使得我们得以向更先进的医学治疗方向迈进，也为未来彻底治愈脑部疾病带来了希望。

 我的头脑好像不太灵光了！先别慌

人人皆畏惧认知功能的遗失。认知功能的紊乱会很大程度上减损我们的学习、记忆、洞察力、解决问题的能力。从社会整体角度出发，相较于丧失行动能力，我们对失去智力的恐惧是它的两倍，60%的成年人在不同程度上担心丧失记忆力。

形容认知功能下降的专有名词有很多，如记忆力受损、痴呆或衰老，当然它们中间存在细微的差别，我将它们整合总结以简化认知功能下降的概念。

随着年龄的增长，一些功能的丧失是正常现象。然而，持续性加深的脑功能问题可能预示着认知障碍，这种信号严重到可以被患者本人或其他人所察觉。但在相对温和的情况下，脑功能的变化可能较微弱，不至于影响日常生活或身体功能运转。一个逐渐受困于脑功能问题的人可能会在学习新事物、回忆近来获悉的信息、专注力、日常决策方面产生困难。

认知障碍的病发可以是温和的，也可以是剧烈的。在前者的情况下，患者可能发现记忆力出现了问题，但不影响日常生活。相反的，当病发急剧时，患者可能无法理解事物的意义，无法对话，甚至失去自理能力。在美国，超过1600万人患有认知功能障碍，最终可能会演变成阿尔茨海默病或其他痴呆病症。然而，并不是所有症状缓和的病人都会一步步走向恶化，事实上，有些患者正逐渐恢复健康。

在65岁以上的老年人群体中，超过一半以上的人抱怨早期认知功能衰退给他们带来的种种麻烦。他们常常感到词不达意、记不住他人的姓名、注意力不集中、无法定位物体。增龄性记忆障碍在老年群体中很常见，对大多数人而言，该障碍一般不会发展为阿尔茨海默病，但早期诊断以及相关治疗对病情的控制和阻止其进一步恶化至关重要。

▶ 留心预警前兆

认知功能受到损害的人可能患有如下症状，请留心你自己或朋友家人有无下列情况。

- 健忘。

- 记不得约会以及社交活动。

- 聊天时思维短路。

- 做决策、计划任务或服从指示时，渐渐力不从心。

- 对熟悉的环境感到陌生。

- 行事冲动、决策武断。

- 学习新知识很困难。

认知功能衰减的潜在隐患

- 无法独立思考、无法避免伤害。

- 意识不清晰、无法表达正常需求。

- 记忆力减退、判断力下降，常规的信息交换能力受损。

- 无法有效管理日常生活（如结账付款）。

- 难以预期潜在风险并独立解决问题。

- 社交能力下降、情绪管控失常。

- 处理家庭关系、商业往来以及日常工作问题时，会感到困难。

各类认知性功能障碍的结合——痴呆

一般情况下，痴呆会影响患者身体功能运转、对事物的理解方式以及行为举止，伴随着精神类疾病，在循序渐进且不可逆转的过程中，人脑功能彻底丧失。目前，各类参考数据莫衷一是，总体而言，约有15%的70岁以上的老年人患有不同程度的痴呆。

痴呆是由各类认知性功能障碍和认知症状相作用的结果，如决策、专注、判断、洞察力、逻辑推理、视空间能力的退化。初始阶段这类慢性病症状的显现是温和缓慢的，随着病情的加重而逐步恶化，常见的此类疾病有阿尔茨海默病、多发脑梗塞痴呆症。其中多发脑梗塞痴呆症又名血管性痴呆，它是一种由于长期反复出现各类卒中现象所造成的认知功能障碍疾病。这里顺带指出，约有40%的痴呆症患者同样患有抑郁症。（其他类型痴呆症详见附表B）值得庆幸的是，因医疗问题导致的某些认知功能障碍疾病是可以逆转的。

最常见的痴呆症——阿尔茨海默病

60%～80%的痴呆症病例归类为阿尔茨海默病，超过一半的人口在85岁左右有患痴呆症的可能。由于人们的寿命较之以往延长了，这一医疗问题就显得迫在眉睫。随着年龄的增长，罹患阿尔茨海默病的风险逐渐上升，95%的病例显示患者均发病于65岁以后。虽然到目前为止阿尔茨海默病的病因还未发现，但多数科学家认为，对于大部分人来说，基因、生活方式、表观遗传风险因素（表观遗传指由外生或环境因素启动或关闭基因所导致的表型变化）等是触发该病的主要原因。除年龄外，阳性家族史、头部创伤、唐氏综合征以及心脏病史都是有可能导致阿尔茨海默病的致病因素。通常，患者确诊阿尔茨海默病后一般寿命为8年，但病程因人而异，可能在4～20年不等。同时，病人的生命质量很大程度上也受到干预治疗的影响。

一些早期病发症状包括活力减退、时而热情高涨、脱离人群、被动消极、感情消减、情感能力渐失、行事无章可循、以自我为中心、抗拒、抑制解除、出现错觉（30%～50%的患者有此类经历）、莫名大哭、感到生命失去价值、焦虑不安（40%的患者有此类经历）、易怒、来回踱步、冷漠、睡眠紊乱等。

更为严重的症状可以简称为3A——Aphasia（失语症）、Apraxia（失用症）、Agnosia（失认症）。

失语症——失去语言能力（语言障碍）

失用症——失去行动能力（在运动机能完好的情况下失去运动能力）

失认症——失去认知能力

随着病情的恶化，此类症状会愈发严重。但是别担心，你的帮手正在抵达的路上！越来越多的药剂正进入研发阶段。

检验认知功能水平小测试

医护人员可以通过跟踪记录患者痴呆发病情况来辅助医生进行治疗。及时记录下发病时间、疗程进度以及病情预先评估是非常重要的。

根据自身严重程度在相应的选项下打勾，也可以适当地添加标注。

	无	中度	重度
1.词不达意	—	—	—
2.人格变化	—	—	—
3.拒绝合作	—	—	—
4.好斗易怒	—	—	—
5.话语变少	—	—	—
6.笑容变少	—	—	—
7.日常行为改变	—	—	—
8.无法认清时局	—	—	—
做以下事情有困难			
9.两分钟后仍然能够记得四字词语	—	—	—

续表

	无	中度	重度
10.记忆减退（写出实例）	—	—	—
11.说出时间	—	—	—
12.记忆新信息	—	—	—
13.注意卫生/梳洗	—	—	—
14.着装得体	—	—	—
15.行走、保持平衡	—	—	—
16.洗澡	—	—	—
17.进食	—	—	—
18.如厕（泌尿或大便失禁）	—	—	—
19.记忆药品名	—	—	—
20.记忆约会或重大事项	—	—	—
21.处理商业事物	—	—	—
22.支付账单	—	—	—
23.购物	—	—	—
24.参加社区/教堂/俱乐部活动	—	—	—
25.维持兴趣爱好	—	—	—
26.准备餐食	—	—	—
27.煮咖啡	—	—	—
28.驾驶	—	—	—
29.认得家庭成员	—	—	—
30.认出熟人	—	—	—
31.理解阅读材料	—	—	—
32.专注看电视/电影	—	—	—

你可以将完成的问卷反馈给保健医师，以便后续跟进治疗。但该评估问卷需要每年重新填写一次，以追踪跟进你身体的变化趋势。

痴呆症是由一系列风险因素以及复杂的基因相互作用造成的。面对年龄、家族病史、遗传特征，我们也许无能为力，但是我们可以通过建立健康的生活方式、改善医疗条件去应对其他风险因素，比如一些帮助人们保持身材的健身方法同样有利于人脑健康。

本书的后半部分将为读者提供详尽的脑健康预防护理指南。一些常识性内容如健康饮食、优质睡眠、体重管理、戒烟戒酒、舒缓压力、参加社交活动、体检、服用多种维生素抗氧化片剂等，可能已经列入你的清单中了，本书将为你介绍更多的有利于脑健康的训练方式。

▶ 明智之选

我们的大脑系统好比秩序和清单。

秩序引导人们的私人社交和职业生活，规则、系统、网络、习俗、价值观规范我们的一言一行，甚至我们的着装、运动、用餐、日常活动、人际关系都受到所谓"秩序"的影响。

但这种条理感偶尔可能会因为身体状况而失去平衡。当一个人长时间受困于孤立的环境，无法接触外界，无法与外界交流，那么他们的大脑和心境将不堪重负。在孤独的世界里，人们赋予无生命的物体以人性的特质。在重大压力下，人们思绪混乱，记忆力和思考能力下降，使得人际关系、工作能力、情绪感官都受到负面影响，而老年病和慢性病最容易在这种情形下乘虚而入。

人脑像列清单一样将信息整合收录，以便日后的解析和回忆。人类的天性驱使我们自发地整合信息，因为我们每天都需要摘取和使用不同信息，因此将其加工成清单最为方便快捷，甚至，目前有约上亿的网站，也是以清单的形式整合记录的。清单最有利于整合、加工信息，提高处理、记忆信息的效率。通过这种方式，只需浏览清单名录进行选择，并在重点项作批注即可。

我鼓励每一位读者尝试拟清单，它可以帮助你：

● 记忆。

● 使生活井井有条。

● 简化，使复杂的事务变明晰。

● 专注。

● 减压。

● 避免拖延。

运用、反思、更新这些清单，放心地让它们引导你自己吧。

精神掠夺者

我曾经看过一部50年代后期的电影《盗尸人》。影片讲述了一位小镇医生意外发现该镇被外星生物入侵，小镇居民均是没有情感的外星人伪装的复刻品。他们的外表看起来同以前一样，但是眼神空洞呆滞，他们的灵魂和躯体已经分离。

在每天与患者接触，以及进行治疗的过程中，我亲眼看到很多中年和老年患者的精神世界被疾病侵袭掠夺，即使他们的外表与从前别无二致，但是黯然无光的双眼昭示着他们的灵魂已逐渐消逝了。他们或患有认知功能障碍，或罹患某种痴呆症。一些有毒瘾或精神失常的年轻人脸上，也时常挂着这样的神情。

一旦察觉精神出现问题的征兆，就必须立刻采取行动，因为记忆和意识铸就了一个人的灵魂。越早发现，治疗成功的概率就越大。在美国，每一分钟就会有人患上早期认知功能障碍或痴呆症，预防性措施显得势在必行，在一切都太迟之前，就开始采取行动去降低脑功能下降的风险吧。

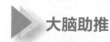 **大脑助推**

思想史

历史研究涉及人类思想的表达方式、保存程度及其随时代发生的变化。它包括了哲学、科学、文学的发展历史。请判断下列大事年表是否正确？（答案见附表C）

约公元前3200年	最早的文字体系——楔形文字诞生
公元前2000年	开创数学学科
公元前507年	古希腊雅典民主萌芽出现
321年	君士坦丁大帝制定了七天周制，星期日变为官方休息日
1215年	英国约翰王时期开创陪审团制度（大宪章）
约1400年	古腾堡发明西方活字印刷术
约1540年	哥白尼日心说，地球每24小时绕太阳一周
约1663年	奥托·冯·格里克发明静电发电机
1687年	艾萨克·牛顿开创物理宇宙引力学说
约1740年	约翰·哈林森发明航海精密计时器，解决了航海家的难题
1760年	工业革命势头正旺
1792年	玛丽·沃尔斯通·克拉夫特的《女权辩护》出版
1837～1839年	塔尔伯特、达盖尔发明新照相术
1848年	卡尔·马克思在《共产党宣言》中阐述社会主义
约1860年	路易·巴斯德证实细菌与疾病有关联

续表

1856~1865年	格雷格·孟德尔发现基因遗传定律
1903年	怀特兄弟在北卡罗莱纳州的基蒂霍克试飞成功
1905年	爱因斯坦提出相对论，公式E=mc²为后续原子弹诞生提供了理论基础
1913年	亨利·福特流水线首次上线
1941年	第二次世界大战爆发，法西斯横行、希特勒上台、日本空袭珍珠港
1975年	彼得·辛格《动物解放》一书激发动物权运动
1989年	蒂姆·伯纳斯·李发明万维网
2010年	一种衰老基因被发现，此重大发现可能延长人类寿命、推迟某类退行性疾病发病

逻辑推理

你能否试着解出下面的这道推理题？如果没有做出来，请不要灰心——很少有人想出正确答案。解决这一智力题需要比平日更深度地思考。（答案见附表C）

一位欲前往德里的旅行者途经一个十字路口，正琢磨不准走哪条路时，两个男人出现了，其中一人不能说真话，另外一人不能说假话。且旅行者分辨不出他们所言真假。请问旅行者提问什么问题可以找到正确的方向？

③ 正在衰老的大脑

约有40%的人过了65岁后会经历不同程度的记忆力减退。

时光流逝得飞快，思维能力却大不如前。你是否留意到自己在决断力、多任务处理能力、推理能力、视觉空间能力和语言流利度方面出现了不同程度的变化？脑健康着实是给予自己的一份珍贵礼物。

1970年，当我还在医学院读书时，就面临着亟待解决的医疗难题。今天我们的医疗系统也面临相似的困境，这一难题便是痴呆症。根据人口普查局报告，65岁以上的老年人群体占到美国总人口的14%，人数达4400万以上。

据估计，年龄超过65岁的美国人中约有520万（8个人中有1个）罹患阿尔茨海默病。单看85岁以上的老年人群体，数据已达警戒线，比例超过1∶1。数百万的人出现早期认知功能下降的前兆，而每年这些人中约有5%会在后期发展为阿尔茨海默病患者。10年后，死神往往尾随而至。

以上这些预测都指向了一个问题，即患者在即将来临的几年里将面对数额巨大的医疗费用。那么我们应该怎么办呢？我提议从以下两点着手。

首先，我们需要加大投入药物研究。目前约有60种治疗阿尔茨海默病的药物正在测试中，然而研究进展并不顺利，仅有几种药物通过了美国食品药物管理局（FDA）的审批，包括Aricept,Exelon,Razadyne,Namenda和Vayacog，而这些药物仅仅缓解了病症，治标不治本，它们并不能使患者病愈或遏制病情进展。真正意义上的药物研究突破，应有效治疗疾病主因、遏制或延缓细胞死亡。目前有几种非常有前景的药物正在研发和内测中，但需要更多的志愿者进行临床测试。我们同样需要增加联邦资金支持该项研究，以确保源源不断的新思路注入研究团队。

其次，我强烈地鼓励所有人都试着从现在开始保护自己的脑健康，无关乎年纪，越早开始，收获越大。对每个人尤其是老年人来说，这是一项保障未来人生质量的投资，永远为时不晚。

▶ 你还要工作多少年？

随着事业要求和经济压力的持续加剧，成年人需要一直处于学习模式，这一点不容忽视，它不仅仅是加之于你忙碌生活中的又一责任。

脑健康是成功或是成就任何事的基石。举个例子，越来越多的人开始选择在家办公的工作。随着企业文化重组和科学技术的日新月异，远程操作和居家工作逐渐发展多样。员工可以享受弹性的工作时间、便利、无须通勤，但是压力同样存在。在家庭角色与职工角色间频繁切换、有限的社交生活、缺乏合作，这些仅是冰山一角。若想成功，居家工作者需要随时保持精力充沛、自我约束、专注以及思维敏锐。

但是说到底，无论是工作地点还是年龄的变化，我们都要以良好的精神状态面对工作。

衰老是一个因人而异的过程

数百万的在婴儿潮出生的一代人（二战后，1946~1964年间出生的孩子们）已经达到社会保障年龄了，不仅仅只有这一代人面临衰老的恐惧。由于当今媒体的大肆渲染和层出不穷的抗老产品的出现，年轻人和中年人也开始担忧未来身体和精神状态的老化问题。健身、记忆游戏、餐饮业纷纷搭上了这一顺风车。诚然，灌输给人们保护健康的意识不失为好事，但除非每个人都受这一潮流影响并积极实施对策，否则这些宣传到头来也是竹篮打水一场空。

衰老的过程因人而异，寿命并不是检验健康情况的最佳标杆。生理机能的老化过程是复杂的，我们的精神和身体会受到过往经历、医疗条件、基因、生活习惯，甚至是文化因素的影响。

研究证明，坚持思维和身体锻炼、保持良好的生活习惯，有助于降低生理年龄。哈佛大学一项调查报告显示，那些坚持每天步行11分钟的人的寿命，通常会比那些完全不锻炼身体的人多2年。

 拥抱岁月

在某些情况下，由于自身身体状况没有得到适当调理或者由于营养、睡眠、锻炼、社交生活的缺乏，身体和精神的衰老程度将会加剧。下列清单罗列出了衰老的一般性症状，注意身体调理，至少可以减缓或避免下列某些问题。

请时刻保持警惕，以防身体某些变化逐渐演变成慢性病，养成良好的生活习惯，及时在萌芽阶段遏制疾病。同时要与保健医生保持稳定联系，定期做体检和身体护理。

● 一般性衰老包括中枢神经系统、脑细胞和身体内化学物质发生的生理性变化。

● 神经系统变化——流向大脑的血液逐渐减少。这些变化影响人体新陈代谢、睡眠情况以及神经系统。它们逐渐演化成身体的本能并随之影响身体功能运转的平衡，大脑不能及时有效地处理神经冲动。神经变化因人而异，其速率和强度各不相同，有些人的脑功能保持在稳定水平，而有些人则不然。

● 减重变得越来越困难；皮肤逐渐失去弹性；关节、肌肉、牙齿、血液循环、消化系统以及免疫系统也开始逐渐老化。

● 随着肌肉力量、肌肉集群以及灵活性的丧失，人体体能逐步下降。某些运动功能障碍也是后期阿尔茨海默病和认知功能下降的前兆。

● 每次呼吸吸入的空气量减少，肺部也不似从前可以吸入大量氧气。

● 感官功能也躲不过岁月的侵蚀。嘴唇干枯、眼睛干涩、听力下降已不是新鲜事儿，眼睛对光线敏感度下降，甚至出现青光眼和白内障现象。老年人尤其听不见尖利的声音。

● 由于味蕾变得迟钝、嗅觉退化，咀嚼和吞咽食物困难，使得进食成为一项难题。

● 容颜迟暮，发丝渐灰，肌肤的纹路布满皱纹，伤痕愈合缓慢，体脂肪重新分布。

● 内部器官、系统功能性下降，患病风险增加，如糖尿病、心脏病、高血压和癌症。

● 睾丸素、雌性激素水平下降，从而导致性功能障碍。

● 压力影响人际关系发展，使人笼罩在患得患失的阴影里。

● 比起实际年龄，人体能量水平更容易受到生活习惯和生活态度的影响。营养充足、足质睡眠、定期锻炼有助于保持机体的高能量水平。

● 随着年龄增加，心理问题开始介入，由于依赖他人，兴趣爱好变少，人们的自信心逐渐下降。人们自我逃避、自我放逐，使得自我防御机制成为本能，而友情渐渐变淡。

● 抑郁是老年人群体间最常见的一种心理疾病。症状包括心情低落、担心身体机能运转、睡眠紊乱、胃口不佳、能量水平低、背痛、情绪波动大，判断力受到损害等。

但以上这一切并不意味着你的晚年生活要在自我放逐中度过。就好比人们选择去保护他们的记忆一样，幸福也是一种选择。你完全可以让生命的每一个阶段都充满意义、平安祥和、收获满满。本杰明·富兰克林、艾伯特·施韦策、温斯顿·丘吉尔、米开朗基罗均年逾80岁，却能一鸣惊人，其实伟人的人生记述也在无形中激励着我们。

亚伯拉罕·林肯曾说过一句名言："日子过得有多么幸福完全取决于人们的个人选择。"一些研究指出，幸福指数可能会在步入成年期的最初几十年里下降，随后逐渐回升。令人欣慰的是，人们的生活满意度虽然通常会在40岁左右下降，但在60岁时会再次上升。2011年一项斯坦福大学的研究表明，步入生命的第7个十年，才能体验情绪生活的高峰。

衰老伴随着解脱。我知道有时候自己会犯健忘的毛病，但这没什么不好，有些事情遗忘就是最好的结局，而生命中最难以忘怀的回忆却镌刻在我的脑海里。我时常感叹上天的眷顾，使得岁月将青年时的笑容蚀刻进我肌肤的纹理中。当你老了，你会发现乐观其实不难，你不再理会他人的非议，享受衰老的过程。

痴呆与阿尔茨海默病有何区别？

痴呆与阿尔茨海默病作为两个经常互换的医学术语，着实让病人、家属、护理人员摸不着头脑。人人都有忘事儿的时候，这是正常现象，并不意味着日后将会演变为痴呆或阿尔茨海默病。

但学会识别有倾向性的健忘现象极为重要。当你或你的亲人开始在某些方面出现功能下降的情况时，它往往可能是疾病的征兆而非正常的肌体衰老，长此以往这些现象将演化为运动机能、身体机能以及心理功能的丧失。

痴呆症是常见的与认知功能下降相关的医学术语，因此它同样与人体衰老联系紧密。当出现诸如记忆力和思考能力损伤、组织能力下降、运动机能丧失以及语言表达能力受损等症状时，我们通常使用痴呆这一词条归纳以上病情。

早期痴呆症状可能包括：不会找零钱、忘记钥匙放在哪里、不注意卫生或安全措施，总之就是无法独立完成简单的日常任务，记忆力的丧失会影响人们的日常生活，如社交和工作。这些早期病发讯号提醒人们要去拜访医生咯。

痴呆病因一般包括阿尔茨海默病、亨廷顿舞蹈症、帕金森病、克雅病、创伤性脑损伤、短暂性脑出血发作、内分泌疾病、慢性硬膜下血肿、传染病（艾滋病）、毒素（长期毒瘾或酗酒）。由药物相互作用或缺乏维生素所导致的痴呆症可能是暂时或可医治的。痴呆症病因一经确定，就可以马上着手制订治疗计划了。

阿尔茨海默病是老年人患痴呆最常见的病因，该类病症尤其损害脑部思维、记忆及语言区域。随病情发展，患者学习能力逐渐下降，对近事遗忘突出。阿尔茨海默病是一种神经系统退行性疾病，目前该病无法治愈。

病发第一阶段，患者除早期认知功能下降外无明显症状，每年约有20%的早期认知功能障碍患者，后期罹患阿尔茨海默病。根据阿尔茨海默病病理学规律，病人病情将会继续恶化。

第二阶段，病人在行为与情绪方面出现一些更为严重的变化，医疗与药物作用使得病情有恶化的可能，患者喜怒不定，在某一时刻情感爆发，无缘由的从冷静到哭泣再到愤怒。他们的人格发生质变，多数人变得茫然胆小、焦虑多疑、好斗易怒、情绪激惹，甚至出现妄想症（30%～50%）。病人也有可能情绪淡漠、注意力分散、睡眠质量差、情感消减、语言及行为重复。

当该类痴呆症发展到第三阶段时，病情持续恶化。言语词汇少（失语症）；认识不能（失认症）；尽管运动机能完好却失去行动能力（失用症）。在推理、判断力、问题解决能力、学习获取信息能力方面也出现严重退化。最终，患者词汇量仅留存1～6个语意清晰的词语，并且患者无法行走、坐立以及保持抬头状态。

在病情真正爆发之前，人脑在20年前已经出现反常现象。生理变化包括弥漫性脑萎缩、出现大量老年斑及神经元纤维缠结、淀粉样蛋白，以及脑室扩张。乙酰胆碱作为脑部神经元递质首当其冲，遭到破坏。该化学物质在肌肉运动、学习能力、记忆形成以及引导内分泌系统运转中扮演重要角色。

医生运用一系列筛查方法来判定痴呆症病因及其病情程度。最常见的检查工具包括：通过认知障碍测试来评估精神情况；脑部扫描——MRI（磁共振成像）、PET（正电子断层成像）等成像来确认阿尔茨海默病的生物标志物、脑萎缩程度、老年斑及敏感度。另外，也可以通过血液测试来检查脑脊液中的基因标记及生物标志物。

阿尔茨海默病风险因素

下列因素已被证实有增加阿尔茨海默病患病风险的可能：

● 年龄是最为人所熟知的一大风险因素。

● 家族病史——遗传。从我们降临人世起，人体携带的部分基因通过长期生活习惯或其他因素发挥作用，也就是说，生活习惯以及这些因素会影响某种基因是否启动，阿尔茨海默病存在其遗传基因，但这并不意味着该基因的存在就注定了人一定会患病。

● 长期高胆固醇、高血压。

● 中年肥胖。

● 糖尿病或血肌酐升高，患有慢性肾病。

● 长期精神压力或患抑郁症。

● 吸烟，接触或吸入环境毒物（化肥、杀虫剂等）。

● 头部受伤，尤其是意识昏迷或重复性脑损伤。

● 其他疾病。

● 携带载脂蛋白E4（APOE4）基因，同型半胱氨酸升高，脑脊液中淀粉样蛋白以及磷酸化tau蛋白含量上升，这些是阿尔茨海默病的生物标记物。

● 唐氏综合征。

● 受教育水平低。

● 心脑血管受损（中风、高血压、胆固醇高）。

上述某些风险因子无法逆转或改善（如年龄或家族基因），但我们可以管控多项其他因素，如保持一个健康的生活习惯、注意身体调理、疾病防范等。这些选择可以有效应对风险，从而回馈我们良好的身体素质。

下列所述因素有降低阿尔茨海默病患病风险的可能。

● 益智训练有利于增加树突的灵敏度，增进神经可塑性（通过形成新的
神经元连接使人脑结构重组）。

● 体能训练有助于大脑补充氧气。

● 服用抗氧化剂（ω-3脂肪酸；维生素C、维生素E、维生素B_6、维生素
B_9、维生素B_{12}）。

● 戒烟（尼古丁）戒酒。

● 控制血压、胆固醇在正常水平。

● 缓解压力，非常时期可适当考虑服用抗抑郁药物。

● 健康饮食。

● 减重，维持健康体重。

● 咨询保健医生进行定期体检。

● 社交活动。

● 学业进修，养成阅读的习惯。

● 专注应对重要事件，不思虑其他可有可无的事情，以此来缓解压力和
焦虑。

● 咖啡因可能会派上用场。

● 非甾体类消炎药（NSAIDs）的使用有争议。布洛芬、吲哚美辛、奇诺
力有可能降低阿尔茨海默病的某些生物标记物含量。

 护理痴呆症病人的实用小提示

对家人以及医护人员来说，照看一位痴呆症患者着实是一件充满挑战的
任务。任务目标是让每一位被卷入该病的人日子过得越简单越好。其中照料

中晚期的痴呆患者实属不易，愤怒、恐惧、伤感、迷惑、多疑终日折磨着患者，使得他在言语和行动上叛逆激进，且处处与人针锋相对。

沟通算的上最具挑战性的护理任务之一了，请尝试使用下列方法减少压力，化繁为简。

- 语速放缓，尽量使用简单语句，音量适中即可（提高音量有可能加剧病人紧张与不安的情绪）。
- 音调柔和、平静，使用身体语言进行沟通。
- 用手势来确认方向或请求。
- 重复请求，给病人一点时间理解消化请求的内容。
- 一次只提一个请求或指出一个方向。
- 不要争辩或生气。
- 不要打断病人说话，不要批评或纠正病人。
- 不要使用儿语，以示对病患的尊重。
- 注意你的语句是否清晰易懂，站在病患的角度组织语言。

可以帮助病人缓解精神压力的活动

- 阅读、做记忆力小游戏。
- 玩猜谜或拼图游戏。
- 参与社交活动。
- 使用不常用的手完成任务，以刺激脑部及眼手协调。
- 唱过往的老歌。
- 坚持日常体育训练。
- 坚持单词记忆训练，越久越好。
- 鼓励病人与他人分享最珍视的回忆。
- 减少（最好消除）外界影响，如电视或收音机的噪声容易刺激病人，使其心烦焦躁。

营造充满安全感的周围环境

- 在房门顶部安装门闩。
- 不要一次性提供病人过多选项，以防增加病人困扰。
- 移除容易将人绊倒的物件（矮脚凳、杂志架、地毯）。
- 用彩色布条标注台阶、出入口。
- 楼梯处设置小围栏。
- 将游泳池或户外危险区域隔离出来。
- 在房子周围使用夜灯或感应灯。
- 热水器温度适当降低。
- 在门窗打开时，设置警报系统。

给医护人员以及患者的一些启示

- 多回想那些甜蜜美好的往事。
- 保持规律性的日程表以及井然有序的生活环境。
- 消除病患疑虑，给予他们安全感，对病患要耐心些。
- 不要轻易动怒，更不要随性尝试把病人的注意力切换到新的活动上来。
- 不要太在意病人粗鲁的言语，尝试重新引导他。
- 当病患情绪激动时，切记他们不喜欢别人触碰自己。
- 保持冷静，尽量不要把病人的某些不正常行为放在心上。
- 把注意力放在病人身上，而不是仅仅专注于某项任务是否完成。
- 由于病人的自理能力（如去卫生间、进食、睡眠）每天都在发生变化，可以弹性调整日程表。
- 遵循阿尔茨海默病病理协会三步骤来处理比较复杂的病患行为：认识行为、理解动因、及时适应。

一些读者也许已经切实体会到衰老的真实感了。面对着镜子，一些衰老的症状已经初现，其余的也近在咫尺。每天打理花园、结束运动后，疼痛感停留地更久了。

我鼓励每一位读者保持乐观的心态，坚信好运终会降临。运用小巧思去调理身心并保留一丝幽默感。

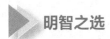 **明智之选**

我希望当读者阅读到这里时，已经多多少少认清预防认知功能下降的重要性了。本书下半部分将为你提供详尽方法以帮助你制订个性化的脑健康护理计划。

预防为主，治疗为辅。

——本杰明·富兰克林

相较于治疗，预防的性价比更高。

——黛比·阿黛尔

未来医生的工作将不再是给患者开药方，而是引导他的病人注意饮食以及疾病预防。

——托马斯·爱迪生

防范疾病是最鲜为人知的降低医疗护理需求的方法之一。

——朱莉·毕晓普

作为一名执业神经学家，我将工作重心放在运用科学成果来研发疾病防范技术上。

——大卫·佩尔马特

预防护理是一种健康的生活习惯，它没有结束的那一天。现在开始行动，保持健康的体魄，你会在未来感激当下的决定。

——凯蒂·乔斯切特

4 压力与大脑

长期重度压力会改变我们的脑细胞、人脑结构及功能运行。

生活的难处使得人们衍生出对外界环境的压力和焦虑感。

"我感觉自己快累死了，我在心底无声地呐喊！我被日常生活和工作搞得晕头转向，常常责备自己做得不够好。我像是驾驶着一辆没有刹车的汽车，没有一刻能够喘息，到夜里也不得安宁。我简直就是一颗行走的定时炸弹，目之所及没有终结的那一天。"

评估下你现在的压力水平吧，假如你的情况同上述自白相似，那么想想这些压力对你身心健康的影响吧，尤其是人际交往方面，很难保证你的朋友和家人不会受到你负面情绪的影响。如果你的工作日程安排得过满，那么你的孩子也极有可能不比你轻松多少，很晚才能上床休息，而早上和晚上又忙得团团转。请关注孩子的身心健康，因为长期睡眠时间不足对他们的影响是巨大的。

工作量过大、未履行的义务、努力维持生计，这样的压力对普通人来说恐怕已是家常便饭，疾病会是压倒一个家庭的最后一根稻草。有些压力可以调节，有些则不能，说到底它们都会对我们产生伤害。

我们以为压力只是暂时的，其实不然。当我们发觉无暇应对手头上的事情时，压力已经产生了。多重重负下人们变得焦躁易怒，时间久了，随着皮质醇、应激激素的升高，我们的身体、情绪、精神健康渐渐被消磨掉。

警告： 上述情形会触发短期或长期脑损伤。

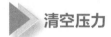

清空压力

当人脑化学物质处于平衡状态时，我们感到思维敏捷，注意力集中，可以放松平和地休息，但这种状态一旦失衡，大脑则进入持续压力模式，从而引发记忆力减退、认知功能下降等症状。

压力越大，脑健康受损的风险也就越大。覆巢无完卵，举例来说，慢性压力会导致前额叶皮层损伤（情绪与认知能力受损）；海马体产生新神经元数量下降（该区域控制学习、记忆力、情绪功能）；而脑岛（控制注意力）、杏仁核（识别情绪、调节情绪）等人脑其他区块同样遭到损害。

慢性压力使得人体对药物敏感度发生变化，可能导致药性从温和变得猛烈。且长远来看，慢性压力会引发阿尔茨海默病或其他痴呆病症。一言以蔽之，压力越大，脑机能受损越严重。

据估计，约有50%的成年人受到压力困扰。这是显而易见的事实，在保健医生接手的病例中，有75%～90%的病因源于压力相关问题。我们将在后文详谈这一难题，它与社会文化、医疗健康息息相关。

压力对生活的影响

压力在个体间区别很大，可能对某一个体产生刺激的压力源，对另一个体来说却可以轻松应对。一些人可以游刃有余地处理某类压力源，而其他人可能完全被这些困难击垮。

并不是所有压力都是糟糕的事情。**人体可以承受适当的压力水平，它可以激励我们完成任务，使我们身心强大。**比如说，压力促使我们提高警觉性、提高能量水平，从而帮助我们穿越拥堵的交通，在最后一秒完成工作。适当压力并不是坏事。

另外还存在一种压力，当我们感知到危险时，人体触发一种原始反应**"战斗或逃跑"**。这种反应刺激我们心率、呼吸速率加快，肌肉紧绷，血糖血压上升，大脑以及肌肉群血液流速加快。肾上腺素激升时身体进入警觉状态，随时做好防御或战斗准备。当危机感消退时，人体逐渐恢复正常。

当人们勇于面对由于内心恐惧所产生的压力时，情况就没有那么极端了。恐惧、害怕是一种不安、焦虑的情绪，当然，我们每一个人都担心受到伤害，比如度假时我们担心房子被烧毁，一想到游乐园心就怦怦直跳，而阿尔茨海默病是最令人害怕的疾病之一。但不要过于担心，这种恐惧只是短暂的甚至不必要的，因为有些令人担心的事情始终不会到来。

杞人忧天有可能会演变为非理性恐惧症。这种病症的讽刺之处就在于病人怕什么来什么，因为它的许多症状正好与压力过大（伴随更高强度）相重合。比如出现莫名的窒息感、麻木、换气过度、腿脚无力、打寒颤、视线模糊等症状，并且感到失去对生活的掌控力。

长期慢性压力对身体的伤害最大，因为这种压力不是暂时的，比如情感关系、孤独感、经济压力或工作量过大等。在无消极结果出现时，人体无从应对这种持续性紧张、压迫感。它摧残我们的心智，误导我们的行为，损害我们的身心健康，人体的方方面面无一幸免。

由于人们看待以及处理压力的方式方法不同，所以个体病因与症状不尽相同：有的症状很模糊，有的则直接触发相关病症。因此注意情绪或行为变化、留心疾病讯号就显的尤为重要了。你可以寻求医生的帮助，他们可以帮助你确认目前症状的病因是由慢性压力还是其他潜在疾病导致的。

 ## 自我评估：压力评级

处理应对压力的方式方法很关键。最好的方法是追踪身体不良症状的动向变化。通过为下列常见慢性压力引发的症状评级，你可以判断目前的压力水平是可控、可接受的，还是已经对你的健康造成了损害。

下方清单内容并不全面，也不是标准权威的医疗评估。它仅为读者提供较常见的一些病症，从而帮助读者了解自己的身心健康情况。

请为下列症状评分，这一评分可以帮助你评估压力水平，以便在后续脑健康护理中消除压力因子或提高自己的忍耐力。

● 0分=无此现象。

● 1、2、3分=温和/轻度/可察觉——烦躁但并不会影响日常活动。

● 4、5、6分=中度/中等/强度——影响日常活动。

● 7、8、9分=功能无法运转/高强度——无法执行日常活动。

● 10分=极为严重。

情绪症状

抑郁，情绪低落，时常想哭 ＿＿＿　　　忧虑、难过、不堪重负 ＿＿＿

情绪大起大落 ＿＿＿　　　愤怒、情绪爆发、暴躁、敌对心

担心、沮丧 ＿＿＿　　　理、挑衅 ＿＿＿

焦虑、紧张、坐立不安 ＿＿＿　　　缺少动力、提不起兴趣 ＿＿＿

无法集中注意力、健忘 ____

恐惧、防备、多疑 ____

紧张、难以放松 ____

噩梦 ____

没有自信、孤独感 ____

精疲力竭 ____

认知症状

迷惑、判断力差、决策力弱 ____

信息学习能力弱 ____

健忘、做事没有条理 ____

无端忧虑 ____

无法专注、思绪飘忽 ____

悲观、只关注消极的一面 ____

口吃、结巴、词不达意 ____

行为症状

强迫综合征、重复性行为 ____

购物、赌博上瘾____

难以应对工作、家庭、社交____

笨手笨脚、总发生小意外____

躲避与他人接触、与社会脱节__

撒谎、用借口掩盖自己的行为__

拖延症、逃避责任____

效率低____

酒精、药物、吸烟上瘾____

使用非处方药不当或用量过多__

容易紧张：坐立不安、啃指甲、

不注意卫生、仪表着装____

踱步____

讲话含糊不清、语速过快 ____

身体症状

失眠症、难以入睡、睡眠习惯改

过敏____

变、做噩梦____

肌肉紧绷、疼痛、痉挛____

牙关紧闭症、磨牙____

经常头痛____

眩晕、头重脚轻____

头痛欲裂、胃痛、消化不良____

便秘、腹泻＿＿ 　　　　　　　颤抖、打寒颤、抽搐＿＿

尿频＿＿ 　　　　　　　　　　气短、叹气＿＿

肥胖、能量水平低、体质弱 ＿＿ 　耳鸣、耳内有嗡嗡声＿＿

胸痛、心率过快＿＿ 　　　　　　脸颊潮红、出汗＿＿

经常容易感冒＿＿ 　　　　　　　手脚出汗、冰凉＿＿

性欲减退、性能力下降＿＿ 　　　起皮疹、瘙痒、荨麻疹＿＿

口干 ＿＿ 　　　　　　　　　　　嗳气、胃胀＿＿

恐慌症＿＿ 　　　　　　　　　　食欲改变、体重变化＿＿

 ## 慢性压力如何损害人体

压力滋生更多的压力。逐渐升高的压力会损害人体健康。在高压时期，人体本身潜在的某些健康问题可能会恶化。完全消除压力是不可能的，但是我们可以尽量减少压力。

慢性压力将人们从原本正常的机能、精神安全区驱逐出来，它甚至会触发易感基因，增加患病风险。压力促生炎症细胞因子（由免疫系统的某类细胞分泌，同时又作用于其他细胞），从而刺激人体产生抗体。

● 当炎症细胞因子侵犯人体心脑血管系统时（CV），会导致心脏受损，如冠状动脉与动脉硬化等心脏病、血压升高、心律不齐、心绞痛、充血性心力衰竭、心律失常、心脏病、中风等。

● 中枢神经系统（CNS）疾病如阿尔茨海默病或其他痴呆症病情恶化。

● 肠胃不适会引发肠易激综合征，并且它也是触发消化性胃溃疡、克罗恩病、溃疡性结肠炎、胃食管反流病（GRED）、胃炎等疾病的一个致病因素。

- 呼吸系统方面，压力使人更易患上支气管炎、哮喘、慢性阻塞性肺疾病（COPD）以及过敏性鼻炎等疾病。

- 当增加的炎症细胞因子和抗体袭击人体免疫系统时，会触发自身免疫系统疾病，使得人体被自身免疫功能损害。随着慢性炎症逐渐严重，压力触发化学物质变化，使罹患糖尿病、甲状腺功能亢进、甲状腺功能减退、类风湿性关节炎、腹腔疾病、狼疮、克罗恩病、干燥综合征的风险增加。

- 皮肤或表皮系统易患痤疮、牛皮癣、湿疹、传染病、瘙痒、荨麻疹、皮炎、脱发症等疾病，压力可触发近30%的皮肤病。

- 压力同样是精神障碍的致病因素。抑郁、情绪焦虑，以及其他心理与人格障碍，均受精神压力的影响。

其他因炎症细胞因子所导致的身体不良症状包括低血糖、肥胖、进食障碍、月经不调，以及性功能障碍等。受慢性压力影响的病人甚至更容易罹患癌症。

一些人面对极大的精神压力，转而染上了酒瘾、烟瘾、毒瘾，这进一步损害了他们的大脑与身体。我们的目标应当设定为更有效地应对压力，消灭压力因子，而这完全取决于你的个人选择。

压力触发人体化学反应。将下方图示的描述与你的个人情况作对照，仔细思考下，是什么让你不自在？你又如何应对？看看压力是如何对你产生影响的吧。

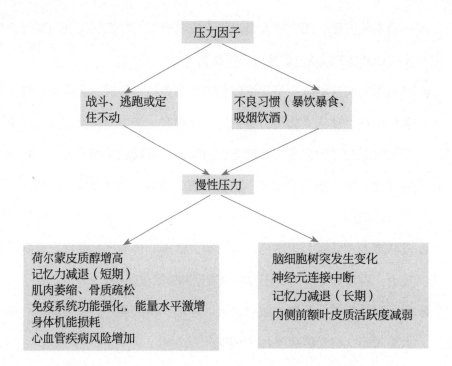

压力因子

战斗、逃跑或定住不动

不良习惯（暴饮暴食、吸烟饮酒）

慢性压力

荷尔蒙皮质醇增高
记忆力减退（短期）
肌肉萎缩、骨质疏松
免疫系统功能强化，能量水平激增
身体机能损耗
心血管疾病风险增加

脑细胞树突发生变化
神经元连接中断
记忆力减退（长期）
内侧前额叶皮质活跃度减弱

 压力到底对你的大脑做了什么

● 压力使得调节情绪、使人心情愉悦的生物胺（如神经递质五羟色胺）
  的数量减少。

● 同样，一种化学物质BDNF（脑源性神经营养因子）数量也因此降低，
  这一被称为"人脑美乐棵"的化学物质有利于保持头脑敏捷、思维活
  跃。BDNF数量的下降使得神经元的产出量减少。通常抑郁症患者脑
  部BDNF的数量少于正常水平，而它又在决定人脑记忆力水平方面起
  着关键性的作用。

● 压力触发人脑荷尔蒙皮质醇释放，该物质含量的升高会引发人脑结
  构、区块联系、功能运转的长期变化。皮质醇含量过高使得人脑中
  风、早衰以及记忆力损伤的风险增加。同样，炎症细胞因子数量增加

会损害人脑功能运转，它也是痴呆症的致病因素之一。

 正值盛年的成年人群体面临风险

由于当代生活方式的改变，成年人的角色随之发生变化。在美国，成年的孩子们更倾向于回返家乡。老年人寿命延长，需要看护，就算家人分散在美国各地生活，越来越多的成年人也仍然面临几代人的生活起居需要料理的问题。

下列所述不单是一个例子，它更是一个警告，慢性压力已经开始摧残许多成年人的脑部健康了。

生活在传统"三明治家庭"夹层的成年人如今多半正值而立之年，他们上要照料年迈的父母，下要为儿女的大小事情操心。

25～34岁的年轻人群体被戏称为"回巢族"，由于经济问题，与父母同住已经成为普遍现象。因此，成年人不但要完成每天工作事务，注意医疗保健，照顾孩子，维持生计，履行夫妻义务，还要照料两代人的衣食起居。这不但给他们带来了巨大的经济负担，同时也占据了他们的个人时间，限制了他们的职业发展，摧残他们的精神意志。他们逐渐被消磨的筋疲力尽，倦怠不已。

"三明治一代"是被年迈父母、成年子女、孙子孙女夹在当中的50～60岁的成年人，或那些上有父母、祖父母，下有小孩子的30～40岁的青年群体。"单片三明治"则泛指需要照料老年人生活起居的人群。

每个家庭的境况与家族关系不尽相同，因此我们无法分辨出一条绝对正确或错误的处理慢性压力的方法，但下列提供的几条建议可以给那些被家族迷宫绕的头晕目眩的读者们一点帮助。

● 做好预算，不管是父母还是成年儿女都要严格遵循规定好的预算。

● 多沟通。定期举办家庭会议，探讨家族事宜、经济问题。如果出现无法得出定论的问题，可以寻求外界帮助。

● 引导成年子女独立生活。

● 可以考虑把父母搬过来同住，毕竟三代同堂已经是很普遍的生活方式了，它既经济又省时。

● 照顾好自己，有时候看护者的心理需求反倒被忽略了。

 我们生活的世界

回首过去的一百年，你、你的祖父母甚至是你的祖祖辈辈，都经历过时代洪流的冲击和生活方式的巨变。动荡不曾间歇，大事件过后带给人们的精神创伤未见消减。

经济形势不稳定

美国经济经历过腾飞，也遭遇过萧条时期，不同收入阶层的人群都受其冲击。事实上，过去15年来发生的经济变动极有可能波及到你的家庭。美国家庭平均财富缩水1/3。食物、汽油、税收以及公共设施费用涨幅近一倍。

历史上出现过多次经济浮动时期，1929～1939年大萧条是美国史上影响最广、持续时间最长的经济下行期。大萧条开始于1929年股市崩盘，随后消费与投资直线下滑，导致工业产出下降、银行倒闭、失业率飙升。美国家庭平均收入缩水40%，美国股市直到20世纪50年代才恢复萧条前的水平。

1970年经济衰退彻底终结了二战后的经济大腾飞，伴随着高失业高通胀，经济停滞不前，20世纪70年代晚期至20世纪80年代早期的失业潮席卷全国。长期效应引发了次贷危机、储蓄危机，直到20世纪八九十年代颁布了新经济政策才足以应对经济下行压力。

2008年世界面临继20世纪30年代大萧条后最为严重的经济危机。经济下行趋势波及国内金融业与海外市场。投行业、保险公司、抵押放贷者、商业银行、汽车业首当其冲，道琼斯工业平均指数下滑1/3，同房价的下降程度相差无几。

全球经济浪潮、国际间贸易、能源争夺，内忧外患使得国民经济疲软。医疗与移民问题迟迟得不到解决。黑客攻击、贫穷、失业、公司破产使经济问题进一步发酵。

很多历史遗留问题不但给我们的先祖带来影响，同样也波及到我们自身。做个保护好个人财产的合格管家，准备万全以应对经济挑战。

持续性威胁：环境灾难

地震、海啸、台风、火山喷发、洪水、暴风雪、飓风、极端天气以及其他自然灾害接踵而来。如何合理配置自然资源、应对气候变化、防控海上漏油、火灾、干旱、环境污染等问题愈发引起人们重视。

各级政府应当将应急防控放在工作首位。美国联邦应急管理局（FEMA）鼓励家家户户制订应急计划，家庭住宅、学校、办公区等都应置备应急包。

2004年东南亚海啸引发里氏9.3级印度洋地震，导致约290,000人死亡。2005年大西洋热带气旋形成的毁灭性飓风卡特里娜席卷美国，它是美国历史上致死亡人数最多的五大飓风之一（死亡人数约1300人），经济损失极为惨重。继卡特里娜飓风后，2012年桑迪飓风成为造成第二大经济损失的飓风，它也是有记录以来强度最高的大西洋飓风。

通过新闻采访、实时录像、详细报道等足以见得自然灾害的毁灭性后果，无数家庭甚至直接卷入其中，流离失所，饱受折磨。

流行性疾病的传播

出国旅行同样伴随着染病风险。按规定接种疫苗、遵循一般性安全保护措施，可以有效减少感染病的风险。流行病在人类历史中留下了深刻的印迹，瘟疫、霍乱、斑疹、伤寒、天花、流感等疾病肆虐人间，将人类文明硕果一并吞噬。1918~1919年全球大量爆发流感，造成世界上20%~40%的人口感染，约5000万人死亡，仅美国地区致死人数即达到约675000人。1976年H1N1猪流感爆发，虽然疾病传播被及时遏制，但此次流感却引发了前所未有的大规模免疫接种。2009年再次爆发全球性猪流感。根据世界卫生组织声明，如再次出现全球性新型流感病毒，那么相应流感疫苗、抗菌素可能出现供不应求的情况，有限的医疗设施与人员无法应对庞大的接种人群。

20世纪40年代至50年代间，脊髓灰质炎来势凶猛，以每年致残或致死50万人的可怕速度横扫全球。恐慌与不安在人群中蔓延，却间接地推进了该病的预防治疗进展，脊髓灰质炎疫苗的问世几乎消灭了这一病魔。但更值得人们铭记的是随后不断完善的康复治疗系统与残疾人人权运动的兴起。

1981年美国成为史上首个将艾滋病毒（HIV）、艾滋病（AIDS）引入大众视野的国家，随后艾滋病，这一令人谈虎色变的医学难题，成为现代医学上最为政治化、最具话题性的疾病之一。

2003年非典（SARS）蔓延，29个国家和地区被死亡的阴云笼罩，10%被感染人群因此丧命。同时，非典重挫美国国民经济，财政损失达数亿元。

埃博拉病毒，一种严重的出血性疾病，于1976年在苏丹与刚果民主共和国相继出现病例。2014年，埃博拉流行病在西非爆发。据世界卫生组织调查显示，其病毒爆发致死率达90%。美国疾病预防控制中心（CDC）正积极向普通民众科普疾病相关信息，呼吁大家关注健康问题。

生活方式变化诱发压力

就算是诸如升迁、结婚、度假、推出新发明这样的喜事，甚至是各种社会与经济潮流的出现都逃不开变化二字，而改变就意味着压力。想一想下列大事件与新科技是如何改变家族几代人的生活方式的。

● 电力革命彻底颠覆了原先的工业生产方式与社会体制。对主妇与商业人员来说，自打有了电力，运转家电、办公设施，启动各类机器均不在话下。电力同时还可以用来照明、取暖和烹饪。

● 到了20世纪30年代，机械技术腾飞，该项技术多应用于今天人们广为使用的物品——移动手机。如今，95％的美国家庭都拥有一辆自己的小汽车，85％的美国人驾车通勤。

● 美国宪法第十九次修正案赋予美国女性选举权。这场旷日持久的女权运动持续了数十年。

● 20世纪50年代，电视机成为传播舆论、塑造民意的主要媒介。20世纪60年代中期，彩色电视机在美国大卖，近乎98％的美国家庭至少拥有一台电视机。

● 太空探索研究正不断取得进展。航空科技技术日臻完善，甚至在不久的将来，商业太空运输将不再是科学幻想。

● 移动手机功能则由简单的语音通信扩展到记录、收发信息、拍照录像、音乐播放、手机游戏、电视电影播放、网上冲浪等。智能手机麻雀虽小，却能够满足人们信息处理的需求。

● 自1977年以来，个人电脑一跃成为市场黑马。截至2012年，80％的美国家庭均配置个人电脑并可接入无线网络。

● 新型疫苗、抗生素及其他医疗进步让许多医学上的不可能变为可能。

青霉素是人类发现的第一种可有效治疗细菌感染的药物。

● 航空业发展蒸蒸日上。据美国交通部报道，每月约有6900万乘客搭乘
  美国航空。

● 而这张清单将不断书写下去。

生活方式随着时代潮流更新，社会关系丛林法则迭代更替，人人都休想
置身事外、充耳不闻窗外事。社会日新月异，伴随而来的压力使人们的大脑
不堪重负。你该如何应对这些压力？这完全取决于你的选择。

明智之选

生活的苦涩，人人皆感受过，失去所爱之人、病魔缠身、家庭冲突，俯
拾皆是。求一幅万能膏药贴住伤口恐怕不太可能，但解决问题的最佳出发点
是认清究竟是什么使你身心俱疲、情绪激惹、精神失常。

让大脑小憩一会儿

时不时让大脑休息一下，放松可以增强记忆力、激发创造力、生产力、
加快反应速度。这些小窍门儿可以帮助你降低压力水平，刺激大脑功能运
转，它们可比你想象的管用。此外，本书还收录了许多自助工具。同样，你
也可以在书店或网络上寻找压力调节方法的资料。

请悉心阅读下列建议，至少努力尝试一些你觉得有帮助的提议。

● **学会说"不"**。有些事情注定不能两全。对他人有求必应，事力亲
  为，到头来只会将自己累垮。让别人清楚你的底线，不要逞强。鱼与
  熊掌不可兼得，要在自己的能力范围内取舍。不必解释、不必歉疚，
  你的婉拒会促使他们独立面对困难。

- **小憩一下。**小睡10分钟可以保持3小时内精神充沛，睡得太久会影响夜间睡眠，并且醒来头昏脑涨，精神涣散。

- **做个白日梦。**放空大脑，让意识畅游。沉浸在你的白日梦里，幻想你心愿实现的场景。

- **笑口常开。**大脑状态与情绪、面部表情息息相关，精神压力大的人常把疲惫写在脸上。放声大笑或微笑会缓解精神紧张，改善境况。

- **停止磨牙。**压力会影响下颌，而磨牙会导致精神疲劳、面部疼痛、牙齿脱落、睡眠质量差。白天，将舌尖放在上下牙中间放松下颌肌。尽量不要嚼口香糖，因为它会让你的下颌肌一直保持紧绷状态。夜间，可以考虑使用防咬装置（定制款最佳），同时戒酒忌咖啡因。你也可以将温热的毛巾敷在脸颊上，放松下颌肌肉。

- **体态挺拔。**身体疲劳时，人们感觉整个世界都压在自己的肩膀上，简直直不起腰，更别提自己的体态了。时间久了，肌肉或僵硬或紧张，还有的因拉伸过度导致肌肉损伤。体态不正会引起脖子、肩膀、背部不适，如驼背会导致大脑供血供氧不足、气短、肌肉紧绷。而脊背挺直则会促进血液循环，血液含氧量升高，肌肉放松，从而帮助缓解压力。

- **凡事向前看。**安排一些特别活动。既然我们无法摆脱暗无天日的工作、嗷嗷待哺的孩子、夺命信用卡账单和小山一般高的计划书，不如偶尔放松下自己，在电影带里泡--整天、与朋友共进午餐、短途旅行，即使是心血来潮、临时起意也未尝不可。

- **减少咖啡因摄入。**不同人对咖啡因的反应是不一样的，这是因为基因控制身体对咖啡因的接受程度。咖啡因对人体的影响是长期持续的，它会提升人体的压力反应，增加精神压力。咖啡因会对人脑中枢神经系统产生轻微刺激，如果你对咖啡因产生习惯性依赖，人脑会迅速感知到人体摄入咖啡因并准备做出反应。试着将每天一半的咖啡换成低咖，茶和咖啡也可以按照一半一半的比例混合饮用。通过这些方法，人脑不会把此种饮品与咖啡因反应相联系。同样，改变饮用咖啡因饮品的时间和地点，以停止人脑记忆何时何地习惯性摄入咖啡因。通过温和的方式减少咖啡因摄入，可以避免咖啡因戒断引起的头痛。几个星期后，再逐渐增加低咖比例。

● **五秒甩甩操**。压力会导致颈部、肩部、背部肌肉僵硬。当你站立或坐着的时候，将头部上仰朝上看，手臂朝身体两侧拉伸，用力甩动双手，做这套甩甩操时，记得面带微笑，也不要忘记深呼吸哦。

● **健康饮食**。碳水化合物含量高的食物会刺激人脑释放一种化学物质使人心情愉悦、平静。但不是所有含碳水化合物高的食品都是健康的。人们伤心时，常喜欢大吃薯片、高糖饮料、糕点来弥补自己的不开心，这就是压力大的人容易发胖的原因。

● **两份清单**。理性看待压力，制作两份清单，将压力因子划分为可规避、可改变类或不可逆类。尝试去改变你能力范围内的压力因素，比如不要议论敏感话题，给自己找点私人时间。对于能力范围以外的事情，也请不要再做无用功（比如想要改变上司的管理方式或使被病魔折磨的亲人完全康复）。

● **安抚小技巧**。温暖与黑暗有治愈的疗效。快速搓手掌直至微微发热，闭眼，将手掌轻轻按在眼部，慢慢地吸气呼气。任意时间地点你都可以使用这种快速简易的小技巧。试试看吧！

● **迈开脚步**。轻松愉悦的漫步使人头脑清醒、神经放松。散步同时会增加血液循环和脑部供氧。迈出你的第一步，倾听幽长走廊里你脚步的回声，散步无所谓何时何地，重点是迈开脚步，它会使你心情放松。

如果可以的话，拉上你的朋友一起，接下来的一整天你们会很开心。

● **尝试婴儿式拉伸。** 一天下来肌肉会逐渐紧绷，如果你处于压力时，这个过程会加快。拉伸会放松肌肉、促进深呼吸。婴儿式瑜伽可以帮助你放松精神和身体。在房间舒适的一角，跪膝，坐在你的脚后跟上，身体前倾，前额着地。手掌朝上将手臂放在双腿两侧，闭眼。在这个动作中完全地放松你的颈部和肩部，你会发现肩颈、脊椎和手臂都得到了轻柔的拉伸。这一姿势至少保持2～3分钟。

● **选一条格言。** 当压力反应启动时，生化物质在体内流动，大脑进入警戒状态。用一条简短充满正能量的格言帮助你保持镇定，如"我要的是内心平和""我可以把这事儿搞定"。当你焦虑不安时，闭眼，重复默念3次格言。

● **短暂停顿。** 当你准备说或做一些你可能会后悔的事情之前，先在心里数5个数。跳出这件事情，绕着房间走一走，先不要做出决定。用暂停时间来深呼吸、拉伸、默诵你的格言。

● **深呼吸，呼出压力。** 浅胸呼吸会导致心率加快、肌肉紧张，甚至使人更加焦虑。深腹呼吸会增加血液含氧量，可以及时帮助你放松心态。慢慢地用鼻子吸气，屏住几秒钟，然后缓缓地呼气并重复这个过程。

● **建立健康的人际关系，让你的生活多一点闲暇时光。** 亲人、朋友、邻居、同事都可以成为你坚强的后盾。和你信任的人交心，以缓解压力，看清事物，理清头绪，制订下一步行动计划。

● **尝试放松训练法，** 如渐进式肌肉放松、视觉引导训练、调节呼吸放松法等。

● **自我开解，** 凡事往好的一面想，比如"生活很难，但是天无绝人之路""再想想有没有其他办法""理智抉择，因为错误的选择带来的只有伤害"。

● **推翻脑海里消极的念头**，如"事情没有任何转机了""全是我的错""毫无办法了""没有希望了"。

● 试着**避免无理拒绝他人请求**，避免自我孤立、逃避社交、埋怨自己或他人、愤怒、粉饰自己的错误，变成控制狂、养成消极攻击型人格。

● **专注健康的心态和行为**，如笑容洋溢、常怀希望、宽怀他人、充满耐心、有一颗善良的心。

● **要现实些**。对未来的愿景要实际些，把重要的事情放在首位。

● **不要自我麻醉**。酒精和药物只会让你的情况更糟。

● **保持充足的睡眠、定期锻炼身体、膳食营养均衡**。

● **寻求帮助**。你可以通过书籍、网络资源寻找相关资料。对一些人来说，面对面个人咨询以及医疗帮助更适合他们的个人情况。

在压力驯服你之前，夺回控制权

当你忙到停不下来的时候，你已经得到充足的休息了。

——悉尼·哈里斯

每天的时间好像怎样都不够用，但如果我们能够平静细致地对待每一件事，其实我们可以做的又快又轻松。

——维戈·莫特森

人们的压力有时候并不是因为要做的事情太多，而是做不到有始有终。

——大卫·艾伦

当你身处逆境，压力重重时，最好的办法就是让自己忙碌起来。把你的愤怒与能量倾注在积极的事情上。

——李艾·柯卡

踢开没有意义的东西。

——布鲁斯·李

做有建设性的事情可以很好地缓解情绪压力，人要专注于有意义的事情。

——齐吉·马利

你若问我长寿的秘诀，我的回答一定是：别担心、别紧张、不要焦虑。

——乔治·伯恩斯

 大脑助推

历史年代

下列历史时代、重大事件所对应的时间顺序是否正确？一些年份为估算。（答案见附表C）

		正确	错误
公元前6000～公元前2000年	石器时代	＿＿	＿＿
公元前3000～公元前1500年	红铜时代	＿＿	＿＿
公元前1200～公元300年	铁器时代	＿＿	＿＿
500～1500年	黑暗时代与中世纪	＿＿	＿＿
1300～1600年	文艺复兴与宗教改革	＿＿	＿＿
1600～1700年	启蒙时代	＿＿	＿＿
1776年	美国独立	＿＿	＿＿
1861～1865年	美国内战	＿＿	＿＿
1914～1918年	第一次世界大战	＿＿	＿＿
1939～1945年	第二次世界大战	＿＿	＿＿
1954～1968年	美国民权运动	＿＿	＿＿

续表

		正确	错误
1980年	全球因特网系统诞生	____	____
1991年	万维网面向公众开放	____	____
2001年	美国世贸大厦被撞毁	____	____

历史人物

下列历史人物来自不同文化地区，请判断有无错误？（答案见附表C）

	正确	错误
1.亚历山大大帝即马其顿国王，曾于公元前325年横扫希腊、征服波斯。他曾师从亚里士多德，而亚里士多德又师承柏拉图，柏拉图的老师正是苏格拉底	____	____
2.公元前51年，克里奥·帕特拉为埃及女王	____	____
3.第二次世界大战期间，协约国共同抗击以德国为首的同盟国（日本、意大利）	____	____
4.1815年，法国大帝拿破仑·波拿巴在滑铁卢战争中败北	____	____
5.1865年，约翰·威尔克斯·布斯刺杀美国总统亚伯拉罕·林肯	____	____
6. 世界第二次大战中，阿道夫·希特勒成为德国首脑	____	____
7.温斯顿·丘吉尔分别于第二次世界大战期间与1951～1955年间两度出任英国首相	____	____
8.$E=mc^2$揭示了质量与能量之间的关系（E代表能量，m代表质量，c^2为光速的平方）	____	____
9.托马斯·爱迪生（1847～1931年）拥有超过1000项专利	____	____

心理学与记忆力提升

心理学是一门研究人类精神功能的科学，它涉及态度、行为、认知以及人的定义。因此如何提升大脑记忆力也顺理成章归类于心理学范畴。

良好的记忆力与个人心态、信息存储、知识获取息息相关。这三环中如有任意环节功能运转出现问题，那么你的记忆力很有可能会遇到点儿麻烦。

请判断下列叙述是否正确？（答案见附表C）

	正确	错误
1.行为主义心理学学科的创始人有巴甫洛夫和史金纳	___	___
2.提出认知理论的人是皮亚杰、比奈	___	___
3.提出机能主义的人是拉纳、杜威	___	___
4. 格式塔理论的提出者包括佩尔斯、戈尔斯坦	___	___
5.人本主义理论提出者包括罗杰斯、兰克	___	___
6.心理分析疗法创始人包括弗洛伊德、荣格	___	___
7.公元前500年的希腊人提出记忆力可以通过视觉图像与联想来提升	___	___
8.1897年，谢林顿指出神经细胞间互相连接；1965年，埃克尔斯提出通过智力训练可刺激突触增大；1974年，菲尔普斯发明PET扫描，并暗示人类将会看到突触扫描图片；2004年，MRI实验证实通过益智训练可扩充脑容量。	___	___
9.1905年，比奈是参加IQ测试第一人，IQ与记忆力、词汇量、推理能力有关	___	___
10.记忆力与词汇、概念、视觉信息息息相关	___	___

5 焦虑与大脑

在美国，约有4000万成年焦虑症患者正在接受药物治疗。如果你不能搞定焦虑症，那么你将被它所带来的负面影响牢牢控制。

焦虑是一种内在感受，即恐惧、不安、烦恼。

 焦虑症导致"脑回路"反常?

焦虑症不单令人难以忍受，它同时还会损害人脑功能，将生活的快乐一点点剥离。慢性焦虑症会影响控制长期和短期记忆力的大脑区域，荷尔蒙失衡同样会导致脑化学物质分泌失调、减少神经递质合成及触发神经递质紊乱。一句话，这种慢性焦虑体验越难根除，"脑回路"就越反常。但一般情况下，通过药物治疗或改变生活方式，一定程度的脑部损伤是可以治愈的。

举个例子，如果你想集中注意力，你必须学会如何控制焦虑情绪，这意味着一天下来，你需要花费更多的精力去专注于手头上的事情。若焦虑症病情较为严重，这项工作会变得相当困难，甚至会导致你的生活质量、工作效率下降。

随着年龄的增长，焦虑症会增加脑功能下降的风险。不过别担心，随着人们越来越关注脑功能下降的诱因与发病原理，许多研究项目正致力于解密慢性焦虑症是如何逐渐损害人脑结构与认知功能的。更具象化地说，是研究焦虑症与认知损伤、痴呆症、阿尔茨海默病的病理关系。临床医师为患记忆力障碍的病人看诊时，应为他们做常规焦虑症检查。

 你是否在过度焦虑的深渊里挣扎？

你是否有朋友正在与持续性焦虑情绪对抗？这个人是不是正是你自己？

太多焦虑症患者沉溺于肉体与精神上的痛苦中不能自拔，它冷不防地破坏你的人际关系，堂而皇之地粉碎你的职业发展，让你无心参与日常社交活动，它破坏你生活的方方面面，而你只能照单全收。

约1/3的人会在一生中的某一阶段遭受焦虑性神经症困扰。这是一种常见的精神疾病，但好消息是人们可以通过自我疏导或接受长、短期专业医疗护理来逐渐康复。我希望每个人都可以重新振作起来，只有这样他们才可以用一颗清醒的头脑好好活下去。

我还记得乔安娜，一位我曾经在诊所接触过的患者。她看起来总是疲累不堪，像一只受惊的鸟儿，根本没法儿静下心工作。她情绪无端反常，睡眠很差。乔安娜坚信她的空想都是真实的，她习惯性地喃喃自语，预言自己厄运缠身。她的焦虑来源于对生活的无端恐惧、担忧。我告诉她："我可以对你的症状进行药物治疗，但需要你的配合才能充分发挥疗效，你需要改变你的思维模式、生活方式。只有这些环节彼此间相辅相成才能彻底扭转你的病情。"乔安娜的完全康复经历了漫长的过程，数个月来，认知行为治疗与自我疏导法双管齐下。直到今天，乔安娜依旧坚持治疗时期掌握的自我疏导治疗法。她的美好人格得以重现，心境重复平静，她的生命充满活力，最终从病魔手中重夺自己的健康。

 ## 某些症状只是冰山一角

人们时不时会产生焦虑情绪，例如工作中遇到了糟心事儿，或者必须做出非常重大的决定，这种情况下出现忧虑不安的感受是正常的，有时这种情绪反而是好事。

但对于某些人来说，这种感觉令人难以承受。入不敷出让他们一筹莫展，工作琐事搅得他们心烦意乱，或耽溺回忆不能自拔。正是这些常见的小事儿使人们的生活偏离航线。他们越是用力掩饰，伤痕越是清晰可见。有些患者强撑笑意，说自己还好还可以坚持，但是声音却在发抖，他们根本无法控制自己的精神状态，更糟的是，这种负面情绪会不声不响地入侵身边亲人好友的正常生活。

当病情变得无法控制且持续性发病时，这种程度的焦虑症已经颇为严重了。但通过适当的治疗，许多患者可以搞定这些负面情绪，重新找到生命的意义。焦虑性神经症治愈率非常高，但只有1/3的患者会想到去寻求专业医疗帮助。

医学研究数据显示，相比于焦虑障碍问题，焦虑症患者就其他症疾向医生求助的可能性是它的3～5倍。重度焦虑症患者伴随抑郁倾向的情况屡见不鲜，反之亦然。几乎有一半抑郁症患者同时患有焦虑症障碍。

你是否亲身经历过长期焦虑障碍带来的痛苦体验？终日惶惶不安、忧虑重重，在极度恐惧的密闭空间里慢慢窒息。无端地暗示自己有必须要完成的事，却毫无头绪。有焦虑困扰的人群通常情绪激惹、坐卧不宁、过度依赖他人、时刻保持高度警惕。他们说起话来会讲个没完，声音颤栗；夜里难以入睡，惴惴不安；通常伴有头部或身体其他部位疼痛以及各种不良反应。

在下列症状中，至少有3种及以上症状存在，且持续超过半年以上，则可确诊为患有焦虑性障碍。不要忽视这些小毛病，它们会使你思维混乱、头脑混沌。

● 情绪激惹。

● 失眠、辗转反侧、睡眠质量差。

● 坐卧不宁。

● 容易疲劳。

● 注意力不集中、大脑空白。

● 肌肉紧张。

判断焦虑症严重程度的标准有点复杂，但了解这些非常重要。因为焦虑障碍的严重程度不会停在原地，而是不断进阶，从而损毁脑功能健康。从某种程度上来说，下述3个阶段的焦虑障碍均需要相关治疗。

阶段1：童年阴影，如家庭暴力、被父母遗弃。

阶段2：当前境况不顺利，导致阶段1病情加剧。

阶段3：焦虑情绪层层叠加，阶段1与阶段2的痛苦体验被转移，病人出现恐慌症、强迫症等症状。

 忧虑、恐惧、压力与焦虑情绪相差无几

上述4种情绪体验最终会成为各类精神损伤的温床，只是它们的来源与作用于人体的方式方法不尽相同。

焦虑情绪通常来源于未知事项，恐惧通常来源于已知事项。忧虑情绪多为向内型，压力反应多为向外型。

但这些情绪反应均包括：

● 对已知或未知事项感到紧张或害怕。

● 预感强烈，对预感到的危险恐惧异常不安。

● 预感到不幸或灾难。

● 暗示自己有必须要完成的事情，却不知道那是什么。

● 其他情绪障碍。

● 身体症状不良反应。

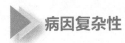

病因复杂性

令人感到宽慰的是，焦虑性障碍并不单单源于人格缺陷或个人选择，也不能将其归咎于你自己或其他人的错。它是一系列因素共同造成的结果，如人脑化学物质分泌、生活经历、环境压力、人格，以及遗传基因等。有些焦虑障碍甚至是由某处脑回路发生改变造成的，这一区域管控恐惧心理与记忆力，而这些因素又与情绪功能息息相关，幼年精神创伤对人格的影响方式同理。

研究表明某些心理障碍可能会由一方或父母双方遗传至下一代，这同心脏病或癌症也会遗传是一样的道理。后天成长过程中某些因素也会启动该基因，如压力、身体状况差或毒品。外界环境影响会导致遗传易感焦虑障碍的人群罹患该病，如精神创伤或重大刺激性事件。

更为普遍的情况是，身边人潜移默化的影响会引发焦虑（如焦虑的父母可能会教出焦虑的孩子）；大大小小的争执会结出焦虑的恶果；有些人甚至因为担心焦虑而变得焦虑。不管怎样，重要的是要尽早发现反常焦虑情绪并及时寻医接受治疗。

 不同类型焦虑性障碍的同类症状

总的来说，焦虑症算得上最常见的精神健康问题之一了。不同类型的焦虑障碍可能会出现相同的症状，但它们所触发的人体生化异常反应不尽相同。同时，由于病症差异性，其对人体造成的损伤及强度、相应的治疗方法也因人而异。对某些人来说，神经性内分泌失调使其反应速度减慢，皮质醇含量升高，从而引发慢性疲劳。

靶向治疗只能暂时性地缓解病症，但它并不是唯一也不是最上乘的选择，因为它无法保证能够将病人彻底治愈。而某些小技巧则可以通过更温和、平衡的方式去训练大脑、掌控生活。研究表明，定期进行思维训练、体能锻炼可以有效减轻症状。当然，长远看来，行为疗法可以帮助稳定和控制焦虑程度。

每一种焦虑性障碍都会出现有其他类型的典型症状。

广泛性焦虑

广泛性焦虑患者常见病症：过度焦虑、紧张且与现实稳定的环境不相称，疲劳、坐卧不宁、注意力减退、性情乖张、肌肉紧绷、有睡眠障碍。

患者经常不由自主地出现忧虑不安的情绪，这种情况通常会伴随抑郁及其他焦虑障碍并发症。

社交恐惧症

我们都经历过社交恐惧，但这种程度根本谈不上慢性社交障碍。"人们会怎么看待我？""要是我被叫到前面讲话怎么办？""气氛会不会因为我而变得尴尬？"这种恐惧不关乎暴风雨、高度、疾病、受伤或死亡，而是如何在社交圈子中自处，这种不安的感觉会使人渐渐离群索居。

社交恐慌障碍常见于女性群体，伴随症状包括不可控极端消极情绪等，该障碍通常于幼年期或青春期逐渐养成。患者面对社交场合或需要自我表现的情境时无缘由地出现过度且偏执的恐惧心理，伴随脸红、出汗、心率加快、反胃和腹泻等症状。这种反常的脑功能运转以及认知扭曲包括羞耻感、过度自尊、注意力下降等。

社交恐慌集中体现于两点：一是担心他人对自己的看法，二是害怕自己的言行会引起尴尬。而公开演讲、开启谈话、参加派对、约会，或在小团体中社交则会加剧这种不良情绪体验。

强迫症

强迫症临床表现集中体现于反复入侵患者精神的无理念头。比如因为害怕细菌或脏东西而反复洗手直到双手酸痛不已。这种令人不快的焦虑感和行为冲动周而复始，患者需要迫使自己不去注意这种无意义行为的召唤。这种冲突使焦虑感加剧，刺激患者不断重复程式化行为，久而久之形成恶性循环。

若病情严重程度较轻，你可以尝试积极抵抗顽固的思维冲动，想办法用健康的行为习惯抹除脑海里令人不快的声音。你可以尝试标签法则，这套方法简单易懂，且可以帮助你改善焦虑感、强迫性思维、不良习惯或思维方式。

第一步：**贴标签**。当不必要的想法侵入你的脑海时，把它贴上标签——它是什么？减少这种毫无意义且念念不忘的焦虑感。

第二步：**控制自己**。心中默念"现在不要去想它"。

第三步：通过思维训练或体能运动**让思维分散**，将这种念头转化为专心于某个工作项目、遛狗或阅读一本有趣的书。

第四步：通过向朋友倾诉来**缓解不安感**。

创伤后应激障碍

退伍军人在经历战争或恐怖袭击后，极易罹患创伤后应激障碍（PTSD）。性暴力、武器威胁、目击死亡、涉及人员受伤现场、自然灾害骤降、遭遇火灾或其他灾难、亲人骤然离世，种种不幸使得人们的后半生蒙尘于恐惧的阴云中。

创伤后应激障碍的临床表现包括患者在睡梦或脑海中，不断地回现创伤事件的情境、回避所有与创伤过往有关联的事情、感到生活索然无味、情感冷漠、难以入眠、注意力无法集中、情绪激惹、过度警觉。

恐惧症

恐惧症指对某种特定物体或情境产生过度持续性焦虑与害怕情绪，如高度、飞行、某种动物等。这种恐惧程度通常与实际情况不符，并且导致患者逃避日常生活活动。

适应障碍

适应障碍也称情境性抑郁，指患者因重大压力性事件刺激而触发过激反应，如洪灾、火灾、新婚、离婚、新生儿降临、转学或新工作。生活中反反复复出现的如糟糕的婚姻、经营危机、孩子经常目睹父母争吵、化疗或其他体验感较差的定期医学治疗法、经济困难、生活环境危机四伏等负面事件都可能成为压力源。

适应障碍病程一般较短且容易辨认病因。适应障碍诱因通常为社交、职场或学术研究出现问题，这些压力源增加了患者自杀或滥用药物的风险，因此相应的医学治疗非常必要。

恐慌症

"恐惧感瞬间将我击倒。我的心脏砰砰直跳，简直无法呼吸。我出了一身冷汗，止不住地颤抖。我以为自己就要死了。"一位恐慌症患者回忆道。重大刺激性事件或回想相关情境可诱发恐慌症。即使现实环境并无危险，患者也会产生过激生理反应。

恐慌症临床表现：退缩性焦虑、胸部异样感、呼吸短促、头晕、刺痛感、颤抖、心率加快。患者病发时会导致换气过度、情绪焦虑、产生疏离感。

恐慌症多发于青春期后期，但多数人一生中大概只会经历1～2次刺激性事件，随后恐慌症也就自然而然地消失了。恐慌症的典型表现包括莫名恐飞、不敢开车或害怕乘坐拥挤的电梯等。

身体素质差引发的焦虑

这种焦虑障碍的症状融合其他多种障碍的临床表现，且与人体素质息息相关。确诊该类焦虑症的其中一条标准是焦虑情绪与身体状况关联较大，即身体素质出现问题后焦虑症随之发作。

焦虑症病发临床表现为：极度忧虑、心跳加快、颤抖、出汗、呼吸短促、颤栗、头晕目眩、害怕死亡或抓狂。毫无征兆地，情绪陷入循环往复的恐惧中，伴随胸痛、心律不齐、窒息感等病状，感觉就像心脏病发作了一样。

▶ 焦虑症治疗正不断推进

未来，会有越来越多的有效治疗方法问世，以期彻底治愈焦虑障碍、缩短病程。焦虑障碍的相关研究正持续取得进步。

新型药物治疗、复合治疗等更加有效的治疗方法正在不断推进，焦虑症患者被治愈的希望越来越大。

▶ 剩下的就全靠你自己了

现在你已经更深入地了解了焦虑性障碍，这也就意味着你有更大把握从这些损害性病症中重寻自我。在有害的思维模式逐渐占据你的头脑之前，最好是尽早识别早期焦虑障碍讯号。但是，与疾病抗争，保卫自己的精神领域，无论什么时候都不算晚。

预防疾病并不能完全排除患上焦虑症的可能性，但通过行之有效的方法可以控制或减轻焦虑症症状，你可以靠自己的力量去减轻负面情绪的束缚，重获心灵的宁静。你对痛苦的情绪反应的处理方式，甚至远比你一心想要弄清病因来得重要。请你务必认真学习明智之选模块中提出的一些行之有效的小技巧。

我们能做的选择

焦虑症这三个字只是听起来简单，对吧？

焦虑症是个无处不在、无恶不作的混蛋，对吧？

焦虑障碍伤害他人真的只是无心之举，抑或是有意为之？

它的帮凶准备好进攻了吗？

那些骇人的魅影是否已兵临城下？

焦虑情绪这玩意儿是否让你百思不得其解？

细节千差万别、危险四伏、千面伪装——全部是焦虑障碍的写照。

性情乖张、行事蛮横、盛气凌人——那活脱脱就是发病时的样子。

但焦虑症真的无坚不摧吗？

天使军团随时听候差遣！

我们有做选择的权利，

焦虑症注定可以被打败！

——弗兰克·密诺斯　博士

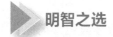 **明智之选**

如果焦虑情绪已经严重威胁到你的脑部健康，那么下列自救建议可以协助你及时管控情绪，并在此基础上建立长期治疗计划。这些小技巧看似简单，实则大有裨益。请在未来的几个月里每周都重新浏览一遍这一模块，并亲自尝试这些提议。假以时日，它们会给予你意想不到的疗愈。

1.**停止摄入咖啡因**，或大幅度减少食用或饮用含咖啡因的食品及饮品，如咖啡、茶、可乐、功能饮料和巧克力。

2.在选购柜台药品或尝试中草药疗法之前，请提前**咨询医生或药剂师**。许多非处方药中含某些化学物质会加剧焦虑症的症状。

3.**算算不幸发生的概率**。你的担忧大约有95%都不会发生，而且许多不幸的悲剧到现在也没有发生在我们的身上。请不要无谓地烦恼。

4.**活在当下**。忧心未来是无用功，悔恨过往也无能无力。未来不知在何方，过去也已不见影踪，唯有当下是看得见摸得着的。

5.**了解事情的全貌**。随着事件的真相徐徐展开，忧虑也随之消失。

6.**和你的朋友谈心**。古训有言："分享过的负担只有原来的一半。"建立亲密的友情，并且常常和你的挚友们交心。痛痛快快地说出你的烦恼，然后重新审视它们。一项有关谈话的研究表明，一个忙碌的人一天之中80%的时间都处于谈话中。细分下来，45%的时间在倾听，30%的时间在说话，16%的时间在书写，余下的9%在阅读。

7.**设定时间限制**。给自己设定一段"烦恼时间"，如早间15分钟，晚间15分钟。不要放任自己没完没了的烦心，因为它只会浪费你的时间，吸食你的能量。

8.**时刻准备好**。如果你不受控制地担心，那干脆就做足准备。做好最坏的打算，然后慢慢调整。（当然一般情况下，最坏的情形是不会发生的。）

9.**做好行动计划**。当麻烦事儿出现的时候，把你的可选项罗列出来，把它们划分为好的和坏的选择，以及疯狂的选择，然后挑选出你现在马上能够施行的计划。

10.**放松**。当精神紧张时，放松肩膀、深呼吸。先保持你的手、脚、面部肌肉不动，然后放松。

11.**重复用短句提醒自己（或想象最向往的栖居地）来帮助放松**。选择类似"冷静下来"这样的短句。当你感到焦虑时，一遍一遍地重复它，只需要一点时间就会有效果。时间和不断自我疏导才能确保该方法行之有效。

12.**听舒缓的音乐**。以前有没有想过为什么商店里总播放轻音乐？因为它帮助人们放松，让他们脚步放缓，这样他们就能多逛一会儿。

13.**多花时间和乐观的人在一起**。分享笑容、宽宥和耐心。

14.**定期坚持有氧运动，**降低与荷尔蒙分泌有关的压力。设计可行的运动日程表，并坚持执行。

15.**饮食健康营养，拒绝吃夜宵**。不吃正餐会导致新陈代谢速率减慢、能量水平下降。

16.**情绪受光线影响**。拉开窗帘，点亮室内灯，给家和办公室多一点亮光。找到适合你的灯光色调——浅粉色、暖粉色或淡蓝色。

17.**充足睡眠**。多数人每晚平均需要7.5小时的睡眠时间。

18.**合理膳食**。饮食含糖量过高、酒精、咖啡、茶、软饮料等均会影响你用于控制焦虑情绪的足量营养物质的摄取。

19.**通过认知判断来减轻焦虑水平**。认知判断在指导人们日常生活中扮演重要角色。焦虑的源头正是人们的精神领地，它必须被控制、被挑战、被重新定义。通过认知判断将你的焦虑排个序列，打分区间为1～5，1代表无足轻重的小麻烦，5代表重大危机，给你的担忧评估一个分数。分数区间在1～3之间的麻烦事儿可以先不予考虑。

20.**坚定信念很必要**。错误的心理暗示只会让自己更不安。矫正认知扭曲可以有效控制焦虑情绪。

"我知道自己并不完美，但我宽宥自己的失败，并不断成长。"

"我的处境可没到世界末日那么糟。一切尽在上帝掌控之中。"

"我的想法太消极了，事实上我的日子过得还不错哩。"

"我认定的真理，也许并不是真理。"

"未来还有希望，祸兮福之所倚。"

"生活很残酷，但并不等同于全无希望，我可以反击。"

"悲观的想法只会徒增痛苦，所以凡事往好的一面想。"

"随着心智逐渐成熟，人们在乎的东西会改变，特别在乎的事情也会改变。"

"看似走投无路，实则还有选择的余地，静下心寻找出路。"

"两个人好于一个人。"

21.**调整心态**。"我相信生活的组成是10%的遭遇再加上90%的反击。"

22.**放轻松**。留心你的心态变化，不要堕入消极的深渊。笑口常开，不要钻牛角尖。看事看人都请关注积极的一面。

23.当你为繁琐的细节伤脑筋时，记得**权衡大局**，这样会帮你找出最需要关注的环节。

24.**感恩生命中的美好**，尝试同时体会忧虑与感恩的滋味。

25.如果你常常莫名感到焦虑，**请及时寻求帮助**。专业的疏导与沟通可以帮助你定位压力源，并在此基础上制订应对计划。

26.**接受医学鉴定和后续临床诊治**。

27.**鼓励自己去做咨询**，以更深入地了解自己的内心，寻求行为与认知的帮助。

28.**大脑记录人性的恐惧、焦虑、自我审判**。搞清楚痛苦的源头也许会找到解决之道。

29.**寻找灵魂依托**。人缠绵病榻时经常询问属灵问题，以寻求宽慰，寻找生命意义与希望。冥想与祷告可以帮助人们精神放松，获取力量。

30.最后，**制订计划并马上付诸行动**。"向上帝祈祷，同时奋力划船上岸。"（俄罗斯谚语）

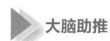

大脑助推

音乐

学术成就与音乐助力密不可分。音乐的价值还体现于艺术领域、美学、实践、社交、娱乐行业、医学治疗、自我肯定以及经济效益。

下列有关音乐盛事或音乐家的信息是否正确？其时间序列与所述事件是否有误？（答案见附表C）

约公元前1000年	中世纪：基督教音乐
约1500年	文艺复兴：人文音乐
约1700年	巴洛克风格当道：巴赫《B小调弥撒曲》、亨德尔《弥撒亚》、维瓦尔第《四季》
约1800年	和谐高雅的古典音乐：莫扎特《费加罗的婚礼》、贝多芬《九号交响曲》、海顿的交响曲与协奏曲
约1850年	情感交织的浪漫主义时期：贝多芬的《月光》被视为通往浪漫主义的桥梁。代表人物肖邦被誉为"钢琴诗人"
约1860年	充满爱国情怀的民族主义音乐：《迪克西》《共和国战歌》
约1900年	新古典主义时期（爵士、民谣）：柯普兰《阿巴拉契之春》、史特拉文斯基《火鸟》
约1900年	怪异扭曲以彰显自我的表现主义时期：勋伯格《月迷比埃罗》
约1900年	捕捉微妙情绪变化的的印象主义：德彪西的《月光》与《牧神午后》前奏曲
约1930年	现代主义音乐：各种音乐流派百花齐放，没有主流音乐形式
约1980年	后现代主义时期：电子乐与其他音乐风格不断发展：代表人物流行音乐天王迈克尔·杰克逊

6 科学曙光降临

遗传基因决定我们的特征，但决定人生轨迹的是个人选择。

但凡过了而立之年的成年人都会面临脑功能下降的风险。

风险因子：受年龄、社交环境、心理素质、民族特性、文化等因素影响，个体间存在差异。

个人因素：行为方式、人格、教育水平、基因与体相、生活方式、身体素质。

家庭与环境因素：境遇、经历、同辈人影响、所处环境、群体条件。

▶ 人到中年

每当人生进入一个新的历程，我们通常都会短暂地停留去回首过往成就与目标。那些步入而立之年、不惑之年的人们开始重新回顾自己的职业生涯与生活方式。他们意识到年华已去，需要趁着自己还有余力的时候去做一番改变。

也是在这一时期，各种各样的中年危机浮出水面。对某些人来说，他们会面临自我认同与自信心的考验。"我是否能一直保持自我认可与无往不利的势头？""我的巅峰时期是否一去不复返了？""我该怎么做去阻止自己走下坡路？"

中年危机层出不穷，举例如下：

● 家庭事宜带来精神负担。（养育子女、空巢问题、赡养父母）

● 责任繁重：事业、职责、家庭。

● 耽溺过往。

● 感到时不我待，因此调整目标。

● 理想主义屈服于现实主义。

● 担心健康问题。

● 不论结果地改变生活方式。

但是这段时期也出现了意想不到的认知改观：

● 关注形体和体重。

● 和高中、大学老友又熟络起来。

● 渴望心态更佳、面貌更年轻、生活习惯更健康。

● 享受独自一人的时间。

● 渴望学习新知识、扩充自己的爱好。

● 探索新的娱乐方式与兴趣爱好。

● 享受旅程目的地全新的假期。

● 又重新捡起20年前半途而废的事情。

● 和年轻人出去游玩，重寻年轻的活力。

● 面对问题发现新对策。

● 还有最重要的一点，意识到脑健康的重要性。

随着年龄的增长，我们希望自己可以避免患上认知功能障碍与痴呆症。我们把期望寄托在那些新型"奇迹"药物与治疗法上，但是相应的，我们也要承担起自己的那份责任。科学家证实，人类在任何年龄阶段都可以形成新的脑细胞，建立脑神经连接去刺激脑功能运转。但是这是一项需要付出与行动的挑战。

据估计，目前约680万美国人罹患痴呆症，540万人罹患阿尔茨海默病，其中65岁及以上老年患者人数为520万（其他病患起病年龄较轻）。病魔蚕食人们的记忆，剥夺他们的自尊，并且摧残他们所爱之人的生活。

由于婴儿潮一代正面临老年健康危机，因此这些数字正以惊人的速度飙升。那些出生于二战结束后的人们正面临罹患阿尔茨海默病的风险。由美国人口调查局执行的人口预测显示，如果这一趋势无法逆转，到2050年，65岁以上阿尔茨海默病患者人数将增至3倍。

 全球聚焦痴呆症研究

世界各国正致力于研究新型治疗方法去预防、减缓、彻底治愈阿尔茨海默病，并将其列入国际峰会议题，与经济问题、能源、人类健康、食物供给以及其他全球性问题并重。世界各国正推进全球痴呆症研究行动，合作范围与紧密程度史无前例，研究过程中各国间可以互相借鉴彼此的信息与数据。研究范围包括与多种痴呆症、阿尔茨海默病、认知功能方面有关的解剖学、神经学、生理学、生物化学、药理学以及精神病药理学。

美国阿尔茨海默病研究行动雄心勃勃，计划到2025年实现"预防或有效治疗阿尔茨海默病"。此外，由私人基金与相关行业提供支持，美国国立卫生研究院、美国国家心理卫生研究所以及联邦研究机构等科学家组成的研究项目正在进行中。众多机构、数以千计的科学工作者以及保健专业人员联合攻坚，给予了人类脑健康疾病终将被征服的希望。

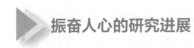

振奋人心的研究进展

美国国会将1990～2000年定为"脑十年"。乔治·布什签署总统宣言以引进前沿研究，并鼓励大众对于新发现和新突破展开道德层面、法律层面、哲学层面与社会层面的分析讨论。

2000～2010年是脑成像技术的10年，神经科学领域的新型技术被广泛应用并为大众所熟知。

- PET扫描、神经认知测试、基因组研究与血样中特殊蛋白检测能够更**精确地定位、鉴别潜在患病风险人群**。

- **神经影像学**相对而言是一门新兴学科，用以确诊肿瘤、损伤、代谢病以及其他病变，它甚至能够更精确地诊断阿尔茨海默病。先进的脑成像仪器（如淀粉样PET扫描）通过定位β-淀粉样蛋白和tau蛋白能够在病状未出现前，识别早期阿尔茨海默病讯号。

- 多项医学研究不但揭示了**阿尔茨海默病易感基因**的存在，同时提出生物标记法对于未出现病状的人群的应用性。希望这些研究成果可以为基因突变的分析和靶向治疗提供新思路。近来一些研究提出一种观点，即只有通过早期干预才能有效预防阿尔茨海默病。

- **从基因角度分析神经突触与神经回路的新理论**，为药物研发提供前景。

- **神经学家正绘制人脑生物回路图，为阿尔茨海默病和帕金森病特效药研发助力**。神经回路增加可以有效完善ECT（电惊厥疗法）、VNS（刺激迷走神经）、TMS（经颅磁刺激）以及DBS（深部脑刺激法）。

- 处方药（化学兴奋剂或抑制剂）、神经生长因子制剂、干细胞疗法、基因干预疗法、代谢疗法等研究开发有望取得**新进展**。

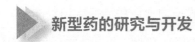

新型药的研究与开发

很多处于研发阶段的药物，主要针对治疗阿尔茨海默病所导致的人脑物理性损伤。过去的10年间，一些药物由于副作用而未能通过药品检测，但一些前景可期的药物正如雨后春笋般应运而生。一些临床测试主要针对疾病预防效果进行评估，而其他则偏重于测验病状治疗的有效性。

新一代痴呆症疗法具有诱人前景，包括免疫疗法、丙种球蛋白以及预防脑部形成淀粉样斑块的他汀类药物、抗体、具有胰岛素增敏效果的抑制剂、基因疗法等。研发人员相信成功的治疗方法就如同一杯鸡尾酒，将不同药物疗法一层层平铺融合，针对多种问题多管齐下，原理同癌症与阿尔茨海默病疗法类似。

目前，有5种药品通过美国食品药物管理局（FDA）测试，这些药物主要用于治疗阿尔茨海默病，同时也适用于早期认知功能下降的患者。在服用此类药物的患者中，一半左右的人记忆力与思维问题得到了暂时性的缓解。它们并不能彻底治愈阿尔茨海默病，但可以减缓痴呆症的发展进程。

● 多奈哌齐——用于痴呆症发展的各个阶段（1996）。

● 利斯的明——用于所有阶段（2000）。

● 加兰他敏——用于轻度到中度阶段（2001）。

● 美金刚——用于中度到重度阶段（2003）。

● 美金刚—多奈哌齐（由多奈哌齐和美金刚组成）——用于中度到重度阶段（2014）。

其他正投入使用的药物及疗法有Axona、Vayacog、the Exelon Transdermal Patch以及Cerefolin NAC。

在此提醒读者，药物虽然有助于病情的缓解，但它们同样会出现意想不到的副作用。某些情况下，一些针对其他病症的药物会反作用于认知功能和记忆力。

 在任何年龄阶段都可以生成脑细胞和神经连接

神经可塑性（改变或增加脑细胞连接）和神经发生（脑细胞的生成和增殖）是增进和扩充认知功能的重要机制——思考、理解、学习、记忆——这些功能一直保留至晚年。

神经可塑性

神经可塑性指神经细胞间形成连接的过程。在过去的几十年间，神经学家发现发育成熟的大脑比原想的更灵活、更具可塑性。通过智力训练与学习可以增加神经突触，且这些神经连接一经刺激在短短几分钟内就会迅速发生变化。如今，这一原理广为人知，其在各个年龄阶段对思维能力起至关重要的作用。它帮助人们消除沟通障碍，在工作中提升产出效率，管理生活的方方面面。

脑神经元通过树突不断分叉与其他神经元相连接。分支越多，脑细胞间连接越密切。大脑活跃性越高，个体思维能力就越敏捷。当个体面临思维挑战、比较、推理以及尝试新事物时，树突分支就越多。这也解释了在孩子从幼年到青春期成长阶段，塑造一个刺激性环境的重要性。如果一个人整天只是被动地看电视或者日复一日如机器般重复工作，那么他的树突分支数量就会相对较少。

不少文献都曾记载爱因斯坦童年时期曾有患语言障碍的经历。他的神经细胞或许比同龄孩子少，但他的大脑拥有远多于常人的神经连接，他通过思考与探索不断地建设增强它们。

教育是扩充记忆力存储容量的最佳方式之一。举例来说，研究表明拥有大学学历的人群通常比高中学历人群脑细胞树突数量更多。另一方面，树突随着年龄、压力或损伤情况可能会不断萎缩。减少慢性压力，保障充足睡眠是很好的干预疗法。

神经发生

神经发生是用来形容人脑形成新细胞能力的术语。尤其是对于年轻人而言，神经发生功能非常发达。一则振奋人心的消息是老年人同样可以激活神经发生功能，而智力训练就是开启脑健康大门的秘钥。通过体能训练同样可以刺激神经连接，因为它可以为人脑输送氧气、减少压力。一些抗氧化剂如ω-3脂肪酸，维生素C、维生素E、维生素D、维生素B_6、维生素B_9、维生素B_{12}等同样有助于刺激神经发生。

"我们是谁"绕不开这几项因素

基因组、表观遗传因素、个人选择决定个体的智力和记忆力水平，这三种因素是可以调整的，其中调整空间最大的是个人选择。

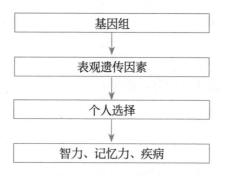

"骨子里的东西永远改不了。"这句话深刻地反映了我们继承了父辈的性格特征、外貌体相，并且依据遗传定律，这些特点还会继续传承给我们的

子孙后代。遗传学是一门研究一代人是如何保存上一代人性格、体征的科学。我们无法改变基因的遗传（根据现在的科学发展水平），基因组指每一个细胞核中的所有基因物质的总和，它掌控着每一个独立个体的体相和发展。每一个细胞中含有两个基因组——分别来自父母双方。

许多专家认为，除了衰老以外，基因和生活方式也是导致阿尔茨海默病和痴呆症的幕后推手。我们无法逆转自己的遗传特征和实际年龄，但我们可以改变自己的生活方式。

某种程度上，衰老是一个漫长的基因突变的过程，它从最基本的细胞单元开始发生转变。有关老化的典型例子包括：

● 大脑供血量减少、新陈代谢速率减慢。

● 反射弧变长、反应速度减慢。

● 平衡能力出现变化。

● 睡眠模式转变。

● 神经细胞数量缩减。

● 神经传导速度减慢。

● 大脑出现斑块、神经元纤维缠结、萎缩现象。

● 自由基数量增多。

● 触觉迟钝。

● 颅神经功能减退影响嗅觉、味觉。

● 心理处理速度减慢。

● 瘦体组织减少、体脂肪率升高。

● 细胞内液含量减少。（细胞含水量占人体体重的42%）

神经系统健康受其他身体系统的影响。鼓舞人心的是目前已有多项遗传学研究，研究领域包括分子遗传学、族群遗传学、数量遗传学，更具象化地说，则涵盖基因组学、比较基因组学、模式生物、分子生物学、全基因组关联分析、生物信息学、药理学。

2001年，人类首次实现基因组序列测定。2005年，美国食品和药物管理局认证用于检测基因分型与突变的"基因芯片"技术，通过分析从血液中提取的DNA样本来评估药物药效。它能够识别基因分泌的一种酶，这种物质能够阻滞（代谢）药物药效的发挥，如抗抑郁药、抗精神病药、β-受体阻滞剂以及一些化疗药物。基因分型技术在药物研发领域还并未普及，但是在许多个体治疗中助益匪浅。

深入探究基因组奥秘有助于催生新型治疗法和药品，以及彻底治愈如癌症、阿尔茨海默病等的症疾。未来，药物研发将聚焦精神障碍中的遗传因素。关于导致早发型阿尔茨海默病的遗传因素已经确认，但由于人体老化因素的存在，导致晚发型阿尔茨海默病病发的基因因子相对不明。

表观遗传机制在基因之外记录遗传信息，由于表观遗传可以启动或关闭基因蛋白，因此它对于人类的研究方向有重大影响。先天阳性的表观遗传变化在子宫内孕育形成（由于激素环境等原因），它决定哪些细胞发育为血细胞，哪些发育为骨细胞，哪些细胞发育为皮肤细胞、肝细胞、脑细胞等等。表观遗传变化同样会损害基因，导致基因突变，从而致病致癌。表观遗传因子就如同开启潘多拉宝盒的钥匙，它们受年龄因素、环境因素、生活习惯和疾病影响。目前，新的研究正在解密表观遗传因素与一系列疾病症候之间的影响。

个人选择在引导个体发展的过程中影响非凡。基因组、表观遗传机制、还有我们的个人选择，都是筑成"人的定义"的一部分。无论我们的记忆是清晰还是模糊，选择才是掌控人生的王牌。

作为一名精神病学家，我经常听到病人把他们的抑郁情绪和酗酒全部推卸给不良基因。每每听到这样的话，我都感到非常难为情。我们的遗传基因的的确确会影响个体的智力和情绪感受。但是，我们的智慧和幸福水平并不是由遗传信息提前决定好的，两者之间区别不小啊。

遗传基因可能会导致某类人群比其他人更容易喝醉，但是它不会强迫某人饮下第一杯酒。由于大脑去甲肾上腺素含量过低，基因也可能导致某些人在压力情况下容易罹患临床抑郁症。但是遗传基因并没有胁迫我们怨恨别人、逃避社交生活以及忽略我们的健康。

不理智的选择会导致或恶化某些精神或情绪问题，不负责任的决定自然会结出恶果。可是相较于正视自己的错误，人们通常认为把责任推卸给自己的父母、配偶、低血糖或不良基因来得更容易一些。

有些人不负责任，是因为他们主动做出不负责任的选择。而有些人不负责任，则是因为他们缺少相关知识。我希望本书的读者们可以扩充自己的知识储备，并加以运用，以保护自己的精神健康。

明智之选

是好还是坏，是不错还是绝佳——一切都由你来决定

你可能在想，"我当然想做出更明智的决定，并且希望教育我的子女，使他们拥有出色的决策力。但是相比于我成长的那时候，世道好像更复杂了，因为选择的区间被扩充，相应的后果也变得扑朔迷离。我该如何分辨自己的选择是否正确？我是应该追随我的头脑，还是追随我的内心？"

请根据自身情况，在有帮助的方法提示旁做标记。

● **确定个人价值观**。有因必有果，请确保你的选择与你的道德观、宗教观相符。

- **习惯等同于重复同一个选择。**习惯会勾勒出一个人的轮廓，长此以往，无论是明智的选择，还是糟糕的选择，都很难打破。你该如何戒掉诸如折指关节、咬指甲这样的不良习惯？尝试下以下建议吧。①留心你什么时候做这些坏习惯？原因是什么？是因为自己精神负担重还是感到很无聊？②每次重复坏习惯的时候，做一个纸笔记录。当你看到这些坏习惯频频出现时，可能会大吃一惊。③当你逮到自己正在重复不良习惯的时候，主动去对抗，放松自己，转移注意力。用好习惯去替换它。

- **在初始阶段拥有选择权，**可以鼓励人们做出正确的判断。在善与恶面前，你很少需要绞尽脑汁的做出抉择。但是你应该分清楚，有时候在想做什么和应该做什么之间，存在很大不同。

- 选择权的一个优势在于即使误入歧途，也总有机会重返正轨。而这个秘诀就是**承认自己的错误**，并且及时悔改。

- 好好经营与家人之间的关系，建立自己的精神后援系统。当你面临两难处境时，可以向你信任的人寻求意见。你有能力通过明智的选择挽救自己的处境。

- **不要让过去的错误阻碍你做出正确的判断。**要从过去的成功与失败里吸取经验教训。糟糕的选择会打击你的自信心，但今天是全新的，空白的篇章，让一切重新开始。

- **把时间花在值得的事情上。**时时刻刻清楚你到底在做什么，并且审视它是否符合你的长期目标。目光长远会引导你理智地选择判断。

- **某些选择引发的效应立竿见影，**但有一些选择带来的后果需要时间来验证。不论这些选择会使你受益还是让你痛苦，都需要时间来解答。你有没有考虑过其他的选择或出路？在你明确作出决定后，做好最坏或最好的打算，确定你能够承受这些风险吗？

- **思考你的选择**是否会给相关人带来积极或消极的影响。

- **用你的头脑和内心去做决策**，在合乎逻辑的同时，也要倾听你内心的声音。

- 当你做错事时，上帝使你羞于见人，从而敦促你做出改变。当你感到自惭形秽时，及时改正自己的错误。

- **决策是一项终身技能，请不要自作主张为你的孩子做决定。**请引导他们运用这些方法去实践吧。

你的日常选择、习惯还有渴望扭转过往的失败，将会引导今天的你前行的方向。因此请理智决策吧！

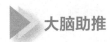

大脑助推

如今，关于遏制身体或大脑功能性下降的产品或快速修复方法的研究，鱼龙混杂，诸如神奇药丸、极端节食或狂热健身等。笔者认为，最佳的抑制智力下降的方法就是坚持脑力训练。脑力训练可以增加脑细胞树突数量，刺激脑功能运转。

神经精神病学

神经精神病学治疗由神经系统疾病引起的精神障碍，它是精神病学的一个子学科，与精神心理学、行为精神学有关。它主要研究由于脑损伤或脑健康疾病所导致的认知功能与行为功能的临床难题。

尝试辨析下列定义和概念是否正确吧。（答案见附表C）

		正确	错误
1.人脑	人脑位于颅盖骨内,是中枢神经系统的一部分。它能够接受、整合、发出信号。人脑主要由三部分组成:大脑、小脑和脑干,总重约3磅	___	___
2.氨基酸	氨基酸由羧基(—COOH—)和氨基(—NH$_2$)两种官能团组成。氨基酸是组成蛋白质的基本单位	___	___
3.杏仁核	杏仁核属于边缘系统的一部分,是控制记忆与情绪的组织	___	___
4.自闭症	由内心感受与个人世界组成。患者常常沉浸在白日梦与幻想世界里	___	___
5.细胞色素P450酶系	存在于肝脏系统,用于代谢精神科药物等	___	___
6.震颤性谵妄	一种急性脑综合征,有时甚至致命。该病常发于酒精重度依赖者在突然断酒或减量饮酒的4~5天	___	___
7.自我排斥	反复出现强迫性的、违背患者意愿的想法,与患者正常思维方式相悖。此种症状常见于强迫症(OCD)	___	___
8.仿制药	由美国食品药物管理局批准生产的与品牌药生物功能等效的药物。由制药公司确定品牌名称	___	___
9.幻觉	虚幻的知觉体验,如幻视、幻听、幻触	___	___
10.下丘脑-垂体-肾上腺轴(HPA轴)	三者互动(下丘脑、垂体、肾上腺)形成"战斗或逃跑"的应激反应基础	___	___

第二部分

如何守护精神领地

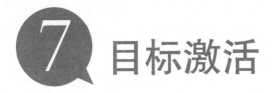 目标激活

> 每当回忆浮现或新思路闪现的时候，你的大脑就会建立新的神经连接。

幼年时，我们浮想联翩，幻想家附近的森林里埋着宝物，或者商店入口旁成堆的落叶下藏着金币。我们散步的时候眼睛就好像粘在了地面上，仔细不落地搜寻着遗落的好东西。当然了，我们总能找到特别的东西。今天的我们也拥有同样的潜力，去挖掘自己的潜能，完成自己的理想。

我常听到一句流行语，"激发你的最大潜能。"想象子女的潜能是一件乐事，我们梦想着他们未来无限，却忽视了自己还停留在原地。

如果我向一百个人发问，他们的人生终极目标什么？恐怕我会得到一百个不同的回答。有些人可能梦想成为美国总统；有些人则只想维持生计；有些人想要戒酒；有些人则渴望修复一段破碎的婚姻关系或是战胜癌症。这些强烈的愿望激励着我们前行，鼓励我们好好活下去。

勒罗伊·艾姆斯供职于航海部长达50余年，一天，他询问一名刚刚完成学业的年轻人他是如何规划自己的未来的。那年轻人思虑再三，最后答道：

"我想我得先给自己搞辆别克车。"

你也许会怀疑自己的理想是否足够远大。或许你同上文提及的年轻人一样，先找个借口应付过去，或许你不应该拘泥于眼前的打算，而是跨出小小方寸之地。你的眼界会受到你的人际关系的积极影响，你的家人、朋友、同事，甚至事业和爱好都会激励你勇往直前，帮助你实现人生目标。

根据一份网络流行文化调查，现将一些常见的美国年轻人的人生目标列举如下。

- 幸福常乐。（满足感）
- 智力增长。（学业有成）
- 经济独立。（财富）
- 事业有为。
- 亲密好友。
- 心境平和。
- 关爱他人，热心慈善事业。
- 遵守道德。（正直，做正确的事情）
- 恪守基督徒信条。

- 热爱生命。
- 平安喜乐。
- 充满活力。
- 给他人带来积极影响。（领导力）
- 受人尊敬。
- 崇敬自然、欣赏美。
- 履行社会价值。（和平、正义、平等）

 每天让你早早起床的理由是什么？

是什么激励你不断向前？我相信人人都渴望经受挑战，这无关乎年龄，无关乎难度，他们在乎的是通过战胜挑战彰显自我，从此摆脱碌碌无为。我希望每一个人都能够或多或少地将梦想转化为现实。

20岁的时候你开始为未来打算，到了而立之年、不惑之年你还是会不断调整自己的人生规划。也是在这段时期，你会做出诸如去其他地方另谋生路或更换职业的重大决定。你在日常生活与工作间保持微妙的平衡，幸福感满满。因此这是你评估脑健康与长期目标的绝佳时机，它们二者相辅相成。你的成就感，你的希望与你一往无前的信念，将同你一起劈风斩浪。

任何一件发明或奇迹都诞生于一个梦想，梦想对我们意义非凡。大脑绞尽脑汁去实现心之所想，因此拥有理想与人生目标将会引导我们全神贯注、不断成长。

▶ 理想领航

我的母亲对智力开发教育深信不疑，并在我幼年时期不断给予我鼓励。12岁那年，我患上了 I 型糖尿病，那时候该病预后不良，我很害怕自己年纪轻轻就被病魔夺去生命。也正因如此，除非我加紧用功，否则智慧之门永远不会向我敞开。

由于经济能力有限，三年后我前往阿肯色大学读书，我深知一寸光阴一寸金。就在我前往医学院前夕，我结识了我的"白雪公主"——玛丽·爱丽丝，我们双双坠入爱河。在我追求理想的道路上，她一直陪在我身边给予我鼓励。

在医学院的求学生涯中我勤勉刻苦，并不只是因为我乐在其中，更因我深知自己必须这么做。自那时起，书本成了我的挚友。医学院的书本难"啃"得很，数年寒窗苦读，常常一学下来就是几小时。

完成医学院学业后我便前往阿肯色大学开始精神病科实习工作。不同于许多精神病医生，我并无成为一名无神论者的意向。为着不耽误工作，我决心攻读神学院课程并最终获得博士学位。继医学院、精神科、神学院的学习生涯后，我注定无校可归了。神学家因我是精神病医生而将我拒之门外，精神病医生们又因我并非无神论者而不愿将我接纳。他们并不理解我有多么渴望将两者融合在一起，去从身体上、心理上、精神上帮助病人。

从我步入而立之年，一直到进入中年期，这段时期大量图书印刷出版，收音机、电视机等新兴电器涌入市场，而我的精神科执业工作则扩展至多种多样的门诊治疗与住院病患医治。喔，当然了，那段时间也遇到了不少挫折与迷茫——困顿、好友离世、失去在电视节目上讲演的机会等等。美好的记忆总是绕不开我的诊所工作，以及同亲人、密友轻松愉悦的闲聊。

我试着去屏蔽所有带给我负面影响的输入，这种有点保守的生活方式给予我平凡的幸福。我一生献身于工作，严格要求自我。感谢上帝赐福，我的记忆力一直很不错，因而我希望将这份庇佑传递给他人，去帮助他们增强脑力、实现人生价值。

▶ 纵观全局

失去目标，国家将会衰亡；失去目标，公司将会倒闭；失去目标，人们随波逐流。可能你还未确定人生的航向，或偶尔在浓雾中迷失。生命的意义不仅仅只是"做事"——索取占有、努力赚钱、环游世界——它意味着不断进取，向目标发力。

给予你满足感的是对事物的狂热追求，是用才能、用心完成任务，是你持之以恒的努力最终使你与众不同。

你可曾听过一句古语，"一个人不能透过树木，望见整片森林"？"树木"是大难题中的小细枝，即应对生活中层出不穷的小问题。而广阔的"森林"才是你对后人的馈赠。那些太计较细枝末节的人反而错过了欣赏自己的成就。我看到过家庭主妇为着操持家庭聚会而烦心好几个月，以至于根本没法享受家人团聚之乐。我还看到过工作狂被工作吞噬，失去了家人和朋友。他们从生活的平衡木上跌落，忽略了生命中最重要的其实是如何与人交往。

有时，面临生活连珠炮似的发难，人们难以集中精神将问题一件一件地解决。你可曾为生活的忙碌所累，以至于无暇回顾自己一段时间以来的进步？这种情况多发于人们事业上升期，抚养子女或招架婚姻的阴晴不定。当你感到无力承受生活接踵而来的打击时，先停下来，从全局出发再做打算。你会发现其实有很多时候这些烦恼只是暂时的。它能帮你厘清思绪，合理安排你的时间与精力，那时你会发觉你纠结的许多事情其实压根儿触不到你的根本，只需要将它们逐一剔除。将你的心血倾注在能够维护你核心利益的重要事项上，时刻保持清醒。

当你回首过去，为着自己能出人头地而牺牲了婚姻、子女、信仰、健康而感到内疚时，原谅自己并重新设定目标。记忆力护理这件事也是同理，不要因忽略了定期大脑训练而害怕一切都太迟，关注自己的精神健康永远为时不晚。

 你的人生也可以充满意义

与大众普遍观点相反，数据显示退休并不会使人寿命减短。根据社会保障管理署编排的数据显示，按平均水平来算，年至65岁的男性能活到84.3岁，年至65岁的女性能活到86.6岁，而这只是平均数字。4位65岁的老人中有1位寿命会超过90岁，而10位中就会有1位寿命超过95岁。

寿命达100岁的美国人正逐步增多。相较于过去的30年，百岁老人人数增长了65.8%。按最保守估计预测，大部分人会享受20年左右的退休生活，这是一段改变自我的珍贵时期。

在不同的人生阶段，人生境遇与追求的目标都会经历变化，这是正常现象。但你对生活的热情是否始终如一？这些年来它是否如明灯照亮你的前路？你想从生活中获得什么？你有无专长？你期望达成什么目标？你最在乎的东西是什么？你死后又如何被后人铭记？任何年逾20岁（我相信我的读者大部分都处于这一年龄段）的人们都应当好好思考这些问题，并认真阅读下列建议。

- **把精力放在值得的事情上**，根据你的目标划分事情主次。

- **关注他人需求**，尽可能帮助他人。

- **关注你的内心需求**，但同时也要注意自己的言行举止。"心不在焉因而做事三心二意，心之所向因而做事全力以赴。"你或许需要多读几遍这句话才能完全领悟其中的道理，并将其运用在日常生活工作中。

- **头脑风暴整合机会**，择出符合核心目标的选项。

- **务实但要懂得变通**，条条大路通罗马。

- 无论是身体上、精神上、情绪上还是心灵上，**都应当保持平衡**。

- **多与他人交际。**（参加各种社交活动、维系与家人朋友的关系）

- **保持良好的精神面貌。**

请在下列横线上写下你独一无二的特质与选择。

1.人格特质：＿＿＿＿＿＿＿＿＿＿＿＿＿＿＿＿＿＿＿＿＿＿＿

2.专长与兴趣：＿＿＿＿＿＿＿＿＿＿＿＿＿＿＿＿＿＿＿＿＿＿

3.关键人际关系：＿＿＿＿＿＿＿＿＿＿＿＿＿＿＿＿＿＿＿＿＿

4.首要任务（重中之重）：＿＿＿＿＿＿＿＿＿＿＿＿＿＿＿＿＿

5.符合核心利益的主要目标：＿＿＿＿＿＿＿＿＿＿＿＿＿＿＿＿

将给你带来成就感与快乐的文字划线，并在此基础上起草你的人生规划。

潮涨潮落，人生总有起起伏伏。我们总要面对生命中大大小小的试炼，甚至因此偏离航线，但也正是在这段低谷期，我们要培养自己独特的人格、忍耐力与自控能力。想想看棒球击手有多少次被三振出局，又有多少次挥出漂亮的本垒打？你当然会打出精彩的本垒打、短打、四分球，你也同样会被三振出局，但这并不意味着你没有打出精彩一球的潜力。

我们中的大多数都不会被载入史册，但在我们活着的时候，拼尽全力享受激发潜力的快乐是我们的权利与责任，永远不要轻言放弃。

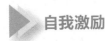

自我激励

你是否意识到你是独一无二的自己？这世上没有人可以将你的一生重新活过。你的脸庞、心思、一举一动、幽默还有小古怪都是世间独有。如果你不相信奇迹二字，又如何教你的孩子奇迹为何？有多少次你想告诉你的孩子他们是独一无二的，却脱口而出："做惊天动地的大事。"我们都想体验与众不同的滋味，却偏执地思索，"我到底把生活过成了什么样子？"

明智之选

当你去世后，你想让人们如何评价你？他们是否知晓你的毕生理想？你是否过着目标导向的人生？在《仅剩一个月的生命》中，作者Kerry和Chris Shook在书中提及了如何潇洒度一生的理念：

充满激情地生活，把每一天都当作你生命的最后一天来过；

毫无保留地去爱，向他人展现爱可以超越一切；

谦虚学习，从你的问题与伤痛中成长；

耀眼地离去，为下一代留下灿烂的遗产。

生活的目标并不仅仅只是开心快乐，它应当充满意义、高尚朴实、关怀他人，它不同于简简单单地"活着"。

——拉尔夫·沃尔多·爱默生

如果热情引导着你的生活，不妨将热情转化为生活的动力，再将这段本不足为外人道的人生活的意义非凡。

——布莱尔·麦可斯基

你降临在这世间是为着成为最好的你，活出自我，无畏前行。

——史蒂夫·马拉博利

若你茫然不知生活的方向，你最终将置身无名之地。

——约吉·贝拉

 大脑助推

开拓者的激情与雄心

了解先驱者的开拓史可以帮助我们发掘人类的本源，想想这些开拓者是如何追随他们内心的狂热的？下列历史事件按年份排序，请你多花一点精力判断这些历史事件是否正确，当你同亲人朋友滔滔不绝地讲述这些不为人知的历史时，他们会对你刮目相看。（答案见附表C）

---

1. 982年，"红发埃里克"发现格陵兰岛

2. 1000年，莱弗·艾瑞克森与他的维京海盗发现纽芬兰岛

3. 1271年，马可波罗前往中国

4. 1488年，巴塞洛缪·狄亚士乘船绕非洲南端航行

5. 1492年，克里斯托弗·哥伦布率他的3支小舰队（尼亚号、平塔号、圣玛利亚号）进入加勒比海

6. 16世纪欧洲殖民者进入香料之岛（印度尼西亚）

7. 1513年，瓦斯科·努涅斯·德·巴尔沃亚穿越巴拿马海峡发现太平洋

8. 1514年，庞塞德莱昂在弗罗里达寻找"不老泉"，却带回了"死亡之泉"（烟草）

9. 1519～1522年，斐迪南·麦哲伦完成环球航行

10. 1521年，荷南·科尔蒂斯在墨西哥大败阿兹特克人

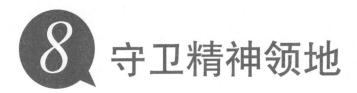

守卫精神领地

大脑需要消耗20%的身体能量，以及20%的在体内循环的血液与氧气。

我们花费大量的时间管护我们的心脏与皮肤健康，因为它们对于我们的幸福感与外表而言非常关键。但我们又每隔多久才会想起自己最重要的器官——大脑呢？

打开电视、翻阅杂志、网上冲浪，五花八门的有关如何让人青春永驻的广告映入眼帘。秃头者能长出头发，万能乳霜包你药到病除。媒体大肆鼓吹不老秘诀，我倒是希望他们能多花点心思呼吁人们关注脑健康。但是感谢网络的普及，现如今几乎家家户户都能通过网络获取脑健康护理资料，而这又触发了另一个问题。

数码科技对我们的大脑做了什么？

无论我们走到哪里，都能看到各个年龄段的人群使用智能手机、电脑还有其他电子设备。我们的大脑每天要消化来自网页、手机软件、数百个电视频道、电子游戏、MP3、无线网络、蓝牙、日历提醒、计算器等信息与功能。短信、推特、上传动态、提醒事项及其他提示栏无时无刻不在分散我们的注意力。那么它们会不会导致我们的思维与学习模式发生改变呢？

我们当然明白寸步不离手机的生活方式会对人脑功能造成影响，因为脑部神经细胞在应对行为与刺激时会发生变化，有些积极影响一目了然，而有些负面影响则不易察觉。

这一怪相让我联想到查尔斯·狄更斯《双城记》的开场白："这是最好的年代，这是最糟糕的年代；这是智慧的时代，这是愚昧的时代；这是信仰的时代，这是怀疑的时代。"

相比于阅读，这种"时刻在线"的技术导致大脑变更信息处理方式。不论结果好坏，大脑的确已重新布置回路以应对大量涌入的刺激源与数据，并改变我们的行为与思维模式。而睡眠、注意力持续时间、记忆力、持久力、视觉、情绪控制以及创造力只是遭受冲击的冰山一角。这种影响与其说好坏，倒不如说它是一种变化。

积极方面：

● 刺激大脑短期记忆与快速决策功能。

● 修改大脑处理信息的方式：吸收多项信息源并分类，便于后续使用，增强人脑信息处理弹性。

● 网络促进人脑学习与认知能力，提升信息浏览与使用效率。

● 屏幕媒体锻炼视觉空间、从杂乱信息中筛选可用信息的能力，提升反应速度。

反观其**不利影响**，人们常说"我们的记忆力业务已经被外包出去了。"

● 网络、社交媒体、网络游戏会阻碍社交、人际交往、情感投入与个性发展。

● 大脑回路重新分布，导致注意力易分散、缺乏耐心、健忘、不够专注，从而阻碍记忆力持久度、深度思维、交流能力、耐心与创造力。

● 大脑被剥夺休息时间。

● 极易获得满足，感导致人们难以专注并解决难题。

实际上，环境的飞速变化对于记忆力与认知功能的长期影响我们不得而知。但几个世纪以来，人脑功能在环境刺激与生活经历的双重影响下，会不断适应并进化。而摆在我们面前的最佳选项就是运用科学方法去保护我们的大脑。

 重新启动自救计划

大量证据已经表明，我们对脑健康的关注度会影响未来数年的脑功能运转情况。有些脑疾病风险难以控制，如精神病家族史。但是我们可以利用可控积极因素来改善脑部健康状态：结婚、结交三两密友、偶尔游历或定居田园郊区、不吸烟、坚持锻炼身体、睡眠时间为6～8小时、控制体重、多吃蔬菜水果、不要摄入过多含脂肪或高糖食物。

可即使我们先发制人，我们的大脑也避免不了随着年龄增长而功能衰减，我们会时不时地健忘、大脑空白或精神涣散。

"哎呀，我把车泊在哪里了？"

"那女士看着好生眼熟，她叫什么来着？"

岁月流逝，头脑不如以往清晰敏捷实属正常现象。绝大部分原因可归咎为年龄因素、慢性病、化学物质失衡、药物副作用、药物滥用、身体素质、缺乏营养、缺乏睡眠、缺乏思维与体能训练等等。即使腹背受敌，我们也有无数方法可以应对。你可能已经了解保护记忆力的最佳方法及背后的科学理论支撑。有些是众所周知的常识，有些则需要一定的知识储备、判断力、决策力。但是说的总比做的容易，到了真正实行的那一刻，拖延和漫不经心会立马变身为拦路虎。

寻找一位随时督促你的拍档（如家人、朋友）有利于坚持你的护理计划。相信我，不管是从短期还是长期来看，你的努力绝对值得。

现在就行动起来，有时候稍迟一点就意味着再无机会。

不受干扰的充足睡眠

失眠症是中老年人的头号敌人。即使在睡眠中，大脑也会生产出足以点亮一个小灯泡的能量，并且它需要通过优质睡眠来驱除疲劳。医生们常常听到病人的求助，"我不能入睡，你能帮帮忙吗？"如果你或你的家庭成员有睡眠问题，你们绝对不是唯一的受害者。大约1/3的美国人存在睡眠障碍，包括难以入睡或难以持续睡眠。睡眠质量差会导致白天思维涣散。

试试看下列能提升睡眠质量的建议：

- 避免长期使用助眠药物。此类药物会抑制第4阶段睡眠，使睡眠质量下降。
- 设定固定的就寝与起床时间。
- 在就寝的一两小时之前，减弱室内光线、噪声等刺激源。
- 在就寝的4小时前，请勿摄入咖啡因、酒精等饮品或进食。
- 白天省去或缩短午睡时间。
- 早间运动释放有助于提升能量的肾上腺素。
- 扫除忧虑。
- 利用风扇消除"白噪声"。
- 阅读轻松类小说或听音乐助眠。
- 热水澡刺激血液循环，有助于人体放松，上床睡觉之前先腾出1个小时沐浴。临睡前喝一杯温热的、脱咖啡因的无糖饮品。（血液因此流向

胃部，由于脑部供血产生轻微不足从而引发睡意）

● 检查你的药物有无睡眠障碍的副作用。

降低压力与血压

重度持续性压力或高血压会导致认知速率减慢及痴呆症。在这种情形下，一方面需要服药，另一方面则需要通过生活方式的改善控制日常压力水平。

体能训练活跃思维

● 运动型生活方式有助于扩充脑容量。有氧运动已被证实可有效刺激大脑发生结构性改变。

● 锻炼身体有助于增加血液含氧量并将其输送至大脑。而氧气又恰恰是促进神经元活动的重要"燃料"。

● 定期坚持身体锻炼有助于释放内啡肽，它是一种天然的能够改善情绪的镇痛剂，同时它能够消灭压力催生的有毒化学物质。

一个迅速实施计划的好方法是在你的日程中添加一段休息时间，如爬楼梯去办公室、同狗狗或孩子一起绕着街区遛弯。他人的加入会让你的保健计划不再枯燥无趣。

与流行观点恰恰相反的是，高强度运动并不是唯一见效快的健身方式。研究证明，相比于每周1次、每次运动时长达3小时的健身方式，每周坚持30分钟中强度运动（散步、骑行）效果更好。其他有氧运动还包括器械运动、游泳、登山、参加健身课、跳舞。

试着使用独家快速"7×7"训练法迎接新的每一天吧。

● 7次俯卧撑。（根据个人情况可膝盖着地）

● 7次仰卧起坐/身体蜷缩。

- 7次正踢腿。

- 7次侧踢腿。

- 7次打开胸部。（手臂后拉）

- 7次向前、向后伸展颈部。

- 7次弯腰，用双手触碰地板。

尝试地中海饮食以控制体重

你摄入的食物会影响你的大脑，所以吃东西之前可要小心哦。

你和你的家人有体重困扰吗？研究表明体重指数（BMI）大于25就可能引发记忆力减退。BMI是由身高与体重两项数据获得的指标，上网通过查询BMI表或BMI计算器算出你的BMI指数。如果指数显示你的身体肌肉非常发达，那么这一数字有可能虚高了，但不管怎样，它标志着良性身体状态。

适量少食。没有什么比这更简单的了。一餐食量太多或太少都会对精神注意力产生影响。使用容量小一点的盘子和碗，在餐厅吃剩的食物外带打包，回家再细细品尝。标准的一餐食量是八分饱。另外，请避免尝试极端低碳水化合物饮食，因为一天24小时中，大脑需要稳定的碳水化合物供给来为它补充热量，请每餐都摄入蛋白质并减少含糖食物。（有些包装食物将糖分精心隐藏，要擦亮双眼哦）

吃早餐益处多多。有些人为了避免摄入卡路里便省去了早餐，其实对于任何年龄段的人群来说，早餐都是开启高效一天的基础。举个例子，USDA的早餐计划旨在帮助学生提升课堂学习效率，养成良好生活习惯。研究同样证实，早餐有助于提升注意力、记忆力和解决问题的能力。

总而言之，短期来看，健康饮食有助于提升注意力与学习效率；长期来看，它有助于延长大脑寿命。

我尤担心老年人群体，由于各种原因，他们的饮食习惯非常不规律。由于大脑需要摄取某些营养物质与维生素，因而缺乏营养使得老年人更易脑功能下降及罹患脑健康疾病。请记住，当你准备探访一位老人时，与其送花和糖果，不如带给他一本词典、一份趣味性杂志或一盒新鲜蓝莓。

营养膳食应富含ω-3脂肪酸、维生素B、维生素D、姜黄素等营养物质。当然啦，你知道的其他健康食材也可以统统加入你的菜单。你可以上网搜索具体的食材清单或菜单。

试试看地中海饮食吧。研究表明饮食结构偏向农产品、鱼、全麦食品以及健康脂肪的人群不但体重更轻，而且不易患上心脏病、抑郁症以及痴呆症。

下列列举的食材只是提供一个样本，你可以通过个人喜好进行调整。这些营养食材的共同点为价格实惠、容易获得、美味可口。在此提供一条基本判断原则：白色食品少吃（土豆、面包），绿色食品多吃。仅需择取下列2～3条饮食建议，就可以为你的大脑补充营养。

- 多吃鱼。（富含ω-3脂肪酸）
- 多吃蔬菜。（尤其是黄色食品和绿叶菜）
- 烤鸡肉或烤火鸡。
- 适量饮用茶和咖啡。
- 多吃全麦食品。
- 多吃富含纤维素的水果。（蓝莓和其他外皮可食用水果）
- 多吃豆类（豌豆、菜豆）；多吃坚果（杏仁）。
- 使用辛香料（替代盐）调味。
- 炒菜改用椰子油或橄榄油（富含非饱和脂肪酸）以增加体内高密度脂蛋白胆固醇（HDL）含量。
- 少吃芝士，选择低脂奶制品。
- 少吃牛肉和猪肉。
- 少吃蛋糕、派、小饼干和糖。
- 少吃油炸食物。
- 不要省略三餐中的任意一餐。（不吃饭会导致身体将食物转化为脂肪，并减慢新陈代谢）

考虑服用维生素补充剂和抗氧化剂

了解ω-3脂肪酸、B族维生素、维生素D、抗氧化剂对人体的诸多功效益处良多。总的来说，维生素不会损伤人体——它们在很多情况下有助于身体健康。但小心请勿过量摄入维生素。日间服用多种维生素补充剂适用于膳食营养不均衡的人群。

注意：不要轻信那些大肆鼓吹"纯天然维生素"品质优于"实验室合成维生素"的宣传。维生素是一种化学物质，它参与某种生化反应。纯天然萃取和实验室合成的维生素，两者之间相差无几。

在某些情形下有必要服用营养保健品。如贫血人群需要补铁；有些人不经常晒太阳，因此无法合成维生素，这时就要适当补充维生素D。（患者体内严重缺乏维生素D，这种现象在人群中也较常见。）

抗氧化剂同样可以帮助降低大脑内部以及身体其他部位容易引发疾病的自由基（氧化物）含量，它能够预防或阻止不稳定自由基破坏人体细胞。自由基一般为正常细胞代谢（摄入食物补充能量）或外界有毒物质（污染、吸烟、酒精）产生的废物。细胞中的氧化物会改变该细胞的化学结构与功能。另外，一旦个体罹患重度痴呆症或阿尔茨海默病，此时服用抗氧化剂已毫无意义，因为病人正常氧代谢功能已被篡改。

不同研究对于抗氧化保健品的益处各执一词，因此服用前请先咨询医生。笔者在这里为读者提供几种抗氧化保健品，仅作参考：鱼油（肠溶）、N-乙酰半胱氨酸（NAC）、α-硫辛酸（AIA）以及维生素C、维生素E、维生素D_3和B族维生素复合物。维生素B_6与维生素B_{12}有助于神经发生和神经细胞增殖，维生素B_9则有助于稳定神经递质。

石榴、芒果、蓝莓、樱桃、红葡萄、乳清蛋白、绿茶、咖喱以及姜黄根粉中均富含抗氧化物。

适量饮酒、远离香烟

每当你酒精或吸烟上瘾时，想象下自己躺在病房里失去生理功能的样子吧。这种损害大脑的事情根本不值得，烟草和酒精会阻断身体向大脑输送氧气和营养物质。它们加速人体衰老并促进形成大脑斑块，而这些大脑斑块最终会引发痴呆症。尼古丁虽然可以暂时性地提升认知功能、注意力及工作效率，但尼古丁上瘾可致命。

酒精上瘾是最典型的药物滥用。酒精依赖会缩短15年的寿命，并且它与各类认知功能下降及痴呆症病发均脱不了干系。长此以往，它会导致脑容量下降，引发身体、心理及社交障碍。某些研究提出女人每天小酌一杯，男人小酌两杯，可减少患心脏病、痴呆症（尤其指老年人）风险。我并不推荐酒精饮料，但少量饮用某些酒类的确有助于健康。

定期体检

对于年龄超过50岁的群体来说，定期接受由家庭医生或内科医生执行的体检项目非常必要。如果能够识别早期发病讯号并给予相应治疗，那么病情将有更大把握得到遏制或彻底治愈。下次预约医生时，请与他认真探讨你记忆力下降的问题。

让你的医生好好检查下你正在服用的处方药和非处方药。老年人代谢药物较慢，且相较于年轻人他们更容易药物中毒，比如药物副作用或药物交叉影响，此类现象会造成情绪低落、迷惑和记忆力减退。

社交

人人都渴望被接受、被爱。支持是其中一项最重要的心理需求，每天都提醒自己一遍：人际关系远比工作文件要重要的多。这条真理或许会打乱你的日程或思考方式，但至少它是为了你好。

被分担的压力只剩原来的一半。我们都需要与人交谈，同家人朋友相处会刺激大脑控制注意力、记忆力与认知功能区域。勇于迈出第一步，主动跟你认为在人际交往中不太活跃的朋友说话。另外，请不要忽略你和你的兄弟姐妹的关系，你们同样需要偶尔互相联络，维系亲情。

保护你的大脑免受震荡或撞击

不要忘记系安全带；运动要带保护头盔；加固你的房间。即使是相对轻微的头部创伤都会触发情绪、行为和认知变化。

当头部遭受重击，即大脑在颅骨中猛然震荡，则此时脑部出现损伤，脑损伤常见于冲击环境或遭受某物撞击。它会造成脑挫伤、脑出血或脑震荡（创伤性脑损伤导致脑功能变化）。如果冲击程度较大，则会对神经元和神经纤维造成剪力性损伤。

任何程度的脑震荡都不容轻视。当一股直接冲向你的脸部、头部、颈部或身体其他部分的力量转移到你的脑部时，你保证会眼冒金星、耳朵嗡嗡作响。

脑震荡的严重程度根据以下临床症状进行分级：①失去意识；②失去意识时间；③创伤后记忆丧失；④症状持续时长，如头痛、眩晕、注意力难以集中等等。对于遭受过脑损伤且严重程度致昏迷的人群，其恢复情况因人而异。

请你留心下列症状：

● 短暂性神经功能紊乱。

● 持续性头痛。

● 无法控制身体平衡和运动功能、眩晕。

● 听觉、味觉、视觉变化。

● 对光线或声音非常敏感。

● 注意力持续时间短、容易分心、易受外部环境刺激。

● 难以专注手头工作、服从命令或理解信息。

● 失去方向感、感到迷茫、出现神经性心理缺陷。

● 难以用言语表达情绪。

"运动玩家"同样面临脑损伤风险。脑损伤常发在周末或假期疯狂享受娱乐运动的年轻人与中年人群中。当他们时常感到身体疲累或酒精药物上瘾时，则患病风险升高。且这类人常常忽略应穿着正规运动服饰，并遵循安全守则。

注意： 头盔可不仅仅是儿童必备。成年人在骑行、踢足球、打棒球、打垒球、骑马、打冰球或曲棍球、跑马拉松、滑旱冰、轮滑、打长曲棍球时（这里只是列出一部分典型运动项目），都需佩戴相应保护头盔。此外，在驾驶越野车（全地形车、沙滩车、卡丁车、摩托车）以及冬季运动（滑雪、坐雪橇、玩滑雪板、驾驶雪地摩托、滑冰）时，同样需要注意头部保护。

水上运动同样潜在脑震荡风险。即使速度较慢，可当滑水者或在内舱划船的运动者撞击水面时，也可能发生脑震荡，其中的关键在于他们如何着陆。其他情况类似的运动还包括潜水、冲浪、尾浪滑水、水球运动、滑水运动等。

热衷于后院蹦床运动的"周末勇士"们尤其要小心，因为在跳跃时，由于角度问题头部或脖子可能会先着地。

治疗脑震荡的主要方法是休息和睡眠。大脑（认知功能）与身体放松休息可以给予大脑充足的时间来恢复。这一过程可能需要数天、数周或数月。脑震荡损害大脑认知（精神）功能（思考、专注、学习、推理），因此强迫认知功能运转可能会使病情恶化，延长康复时间。

认知功能休息指停止工作或减少视觉刺激（看电视、电脑、玩电子游戏、收发短信、看手机）。阅读、锻炼身体、体力活动都会导致出虚汗，另外，散步也需要设置时间限制或干脆留在家里好好休息。

一些头部损伤可能会增加未来患阿尔茨海默病或其他痴呆症的风险，其中风险系数最高的是导致病人失去意识的脑损伤或脑部多次外伤。组织一旦受损则很难抵御后续损伤。

世界各地的研究人员正致力于揭密多发性脑震荡和重复性脑震荡对人体的不同影响。职业运动员尤其易患轻度认知功能损伤、慢性创伤性脑病、颅脑损伤综合征，以及其他长期不良影响。病人一旦患上脑震荡，则需要确保其完全康复，以防止再次出现脑外伤造成神经功能损害。

注意：任何年龄段的人都可能患脑震荡。对于儿童群体来说，该病需要辅以特殊检测方法以及干预治疗。检查儿童是否出现脑震荡症状的过程较为复杂，因为儿童可能还不具备将个体情况详细说明的语言表达能力，如思维混乱、头晕目眩。而某些其他症状，如情绪激惹，则有可能被误认为是行为不当，而不会联想它到是脑损伤的讯号。一些颅脑损伤后症状会影响高级认知功能，而这些功能对于孩子来说恐怕还用不到。

儿童的大脑具备较强的自我修复能力，且幼童时期是一生中大脑可塑性最活跃的一段时间，大脑通过逐渐了解自身构造来建立新的神经连接。大部分儿童在经历脑震荡后可以完全恢复。患病期间可以适当地修养身体、放松精神。但凡事有度，如果完全放弃一切活动则过犹不及。

结果定向性思维训练

如果大脑长时间缺乏思维挑战，则可能会引发脑萎缩。思维训练可以增加神经细胞间的神经连接，以便神经细胞传达信息、提升信号传导速率。脑细胞连接有助于提升专注力、预期判断力、反应速度、记忆力和信息加工效率。

坚持每日思维训练！即使你缺少动力也可以通过其他方式完成这项任务：阅读、玩网络益智游戏、拼图游戏、运用新技能、玩文字游戏、学习新知识、培养兴趣爱好、锻炼记忆力、心算、根据记忆作画（地图）、锻炼手眼协调能力、听音乐。尝试用不常用的手完成一些日常活动，如刷牙、系衬衫纽扣、系鞋带或写名字。通过这种方式可以增强并促进产生神经连接。该种方法类似于通过健身来增强体能、锻炼肌肉。

创建一个激发思维的环境，助益良多。笼中鸟需要更广阔的天地去丰满羽翼，其中道理同样适用于人类。驾车循着不同路线绕城兜风，享受不同的景色；和朋友约在不同的地点喝咖啡、聊天；去看电影、参加当地体育赛事、去不同的公园散步。不管你采取何种行动，都请跳离舒适区。

没有什么比失去思维更糟糕

你并不是唯一需要认真考虑上述脑部护理建议的个体，你有许多并肩作战的战友。猜猜看全美国有多少人需要关注上述提议？答案是所有人！对于很多人来说，思维存在与否事关生死，或关系到生活品质。现在它同样与我们的个人选择息息相关。

注意：本书提供的信息并不针对任意病症，如有身体不适状况请先咨询私人医生。本书所罗列的治疗方法（有些曾在过去实践过）仅为一般性指导。即使标注"可行""不可行"的建议也并非绝对，因为个体间可能存在差异。

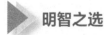 **明智之选**

你的行动计划是怎样的？

想要从根本上提升思维能力，你需要做的可远不止临时起意起草一份日程表。你需要一份详细计划，其中不仅罗列出你需要改变的地方，同时要设定好何时、何地以及如何去做。持之以恒才会收效显著，最好的方法就是马上行动。

挑选出你现在就可以着手尝试的建议:

- 简化日程表、划清主次、减少压力。
- 改善睡眠习惯。
- 尝试地中海饮食法。
- 减少摄入咖啡因和酒精。
- 重新培养某类爱好。
- 设定新的BMI指数目标。
- 检查正在服用药品的副作用。
- 尝试"7×7"运动表。
- 考虑服用维生素与抗氧化保健品。
- 定期体检。
- 多使用不常用的那只手。
- 暴饮暴食后或有饥饿感的时候不要上床睡觉。
- 重新阅读本书"明智之选"模块。
- 改变训练计划。
- 每天运动时间维持20~30分钟,运动强度从轻度过渡到中度。
- 多和家人朋友聚会外出。
- 饮食结构重蛋白质轻糖类。
- 坚持每日阅读。
- 拒绝无所事事。
- 重新翻看本书"大脑助推"模块。
- 多吃"彩虹食品"——橘色、红色、蓝色、紫色和绿色食品。
- 学习新事物。
- 识别生活中的压力源并制订计划消除压力。

坚持执行1~2周你的行动计划。如果收效甚微,你可以再做修正,但千万不要气馁。至少你已经驶离歧途并开始改变自我了。

▶ 大脑助推

数学概念

了解不同的数学学科概念意味着你明白答案背后的解题思路。具备数学头脑有助于培养抽象思维。

请尝试判断下列数学概念是否正确吧。（答案见附表C）

1.代数	通过字母代替数字来解决数学运算问题
2.几何	用于解决点、线、面、体之间关系的数学学科
3.三角学	计算三角形的角的度数
4.横坐标	X代表某点到纵坐标的水平距离
5.纵坐标	Y代表某点到横坐标的垂直距离
6.整数	包括正整数、负整数
7.质数	只有1和它本身两个因数
8.直角	90°的角
9.距离	距离=速度×时间，d=vt
10.弦	直角三角形的最长边，与直角正对的边
11.π	圆的周长与直径的比，π=c/d=周长/直径

生物概念

生物学是一门研究生命与生物体（起源、生长、繁衍、结构、行为）的学科，从单细胞生物到结构最复杂的生命体——人类。它同样研究给予生命体独特标记的基因与细胞。

请尝试判断下列生物学概念是否正确吧。（答案见附表C）

1.生物学	研究生命体
2.核酸	携带生命体遗传信息的大分子化合物
3.细胞质	含细胞器的胶状物
4.细胞器	细胞质内具备特定功能的微器官
5.核糖体	一种需要附着在内质网（蛋白质合成场所）上的细胞器

6.高尔基体	一种加工蛋白质的细胞器
7.酶	一种促进细胞内化学反应的蛋白质
8.线粒体	细胞内释放能量的细胞器
9.细胞核	内含遗传信息DNA的细胞器
10.扩散	分子从高浓度区域向低浓度区域移动
11.渗透	通常仅指水分子透过半透性膜的迁移现象
12.腺苷	为细胞内三磷酸腺苷提供能量的化学物质
13.光合作用	植物吸收能量合成碳水化合物
14.三羧酸循环	细胞呼吸作用的分支：丙酮酸分解后能量转化为高能化合物
15.有丝分裂	细胞有丝分裂过程中产生两个子细胞，内含染色体与母细胞相同，是一种细胞增殖方式
16.减数分裂	配子形成过程中染色体数量减半，减数分裂发生于繁殖生殖细胞
17.基因组	所有决定生命体特征的全套基因总和
18.表型	生命体的基因表达
19.分类学	将生物分门别类的科学
20.无脊椎动物	指无脊椎骨的动物，如海绵动物、水母、绦虫、蛔虫、蚯蚓、蜗牛、鱿鱼、生蚝、章鱼、蜘蛛、扁虱、龙虾、昆虫、海胆还有部分爬行类动物
21.脊椎动物	有脊椎骨的动物，如鱼类、两栖类动物、爬行类动物、鸟类以及哺乳动物

9 生活作业

活到老、学到老，不仅是一种乐趣，它还通过刺激大脑视觉中枢、语言中枢以及其他管控注意力、情绪、逻辑、本能、感觉、肌肉运动等区域，提升记忆力与认知功能水平。在任何年龄阶段，大脑都偏爱新信息，探索新奇的事物。所以尽可能给予大脑它想要的东西吧。将"人脑寿命"与"身体寿命"无缝对接，直到生命的最后一刻，你的一生更丰富充实。

最近一次准备资格证考试、背记演讲内容、上课或做其他脑力劳动是在什么时候？好记性可以帮助你节省时间、提升工作效率，甚至让你更有人缘（如果你可以记住他人的名字与他的个人信息）。生活同样需要完成家庭作业。

提升记忆力水平的重要性不言而喻，且无关乎年龄。你的记忆力或许决定着你一生的职业发展、财富动脉，以及你从成年到晚年的思维水平。

我的亲身经历使我深切认识到，大脑在任何年龄阶段都可以得到训练、发展与提升。六年级的时候我是班上的末等生，每逢考试便紧张不安。有次下发测试成绩，我的分数竟跌至历史最低点。升至七年级后的某天，不知怎的，一位名叫加里贝利的老师授予我"最佳数学学习生"的称号，那次表彰极大地提升了我的学习积极性。八年级时，我开始与爱丽斯·梅菲尔德争夺高中入学第一名，我们置身于友好而良性的竞争环境，每天我都学习至晚间10点。我们是毕业典礼上致告别词的优等生，一直到我进入大学攻读课业，我的自信心不断地得到提升。

我成为了一名终身学习者，抓住大大小小的机会去实现自己的人生价值。60岁那年我决定参加米勒类推测试（MAT，研究生入学测试的一种，凡复杂的思辨类推测皆涵盖其中），最终成绩位列前1%。同年我还加入了门萨俱乐部，问我如何做到的？我只是严格遵循我分享给你们的脑部训练法。

我承认，相比其他更契合当今科技发展大环境的新技术而言，我的学习方法确实显得有点儿老套，但它们对于我来说相当管用，虽然多数方法都是死记硬背。一些教育改革者则更推崇渐进式学习法，即通过关注学生自我需要、自我管控能力、任务完成情况来达成学习目标。

▶ 学点经济知识

亚里士多德曾说过"教育防老"，这话说的没错，因为教育不仅仅保障你的经济来源，同时帮助你保护大脑。

大学学历到底有多少价值？这一话题经常出现在餐桌上或商业会议中。考虑下投资大学学习的金钱与时间，一些持怀疑态度的人认为其回报与投入或许并不成正比。然而，大学学历人群收入高于低学历人群的例子比比皆是。大学学历不能保证较高收入，但是相比其他方式的投资，它是最接近目标，最靠谱的一种途径。

薪资水平通常随受教育年限而增长，高学历通常意味着高收入。2015年美国劳工局提供的数据显示，高中学历以下人群平均周薪为493美元，合年薪25636美元。高中学历人群平均周薪资678美元，而准学士学位可达798美元。学士学位每周平均工资1137美元（每年59124美元），研究生水平周薪可达1341美元，博士收入则更高（1700美元）。请注意，受国家和地区、工作经验、专业领域等相关因素影响，教育水平所对应的薪资差异较大。

走过26年的学生生涯（小学、初中、高中、大学、医学院、轮岗实习、精神科实习、考取各类医生资格证、攻读博士学位等），我谨遵下述学习方法。虽然那时我已迟迟暮年，但凭借良好的学习习惯我依然在美国门萨俱乐部与美国临床精神病药理学会的测试中得以大显身手。这些学习技巧在我的人生道路上助益匪浅。

但教育绝对不是通往成功的唯一途径。人们同样不应忽视人格建设，无论你今后投身何种行业，你都应具备以下能力：自我管控力、社交技能、职业道德、意志力、驱动力、耐心、责任心、正直、乐观、自信心、言谈、诚实、奉献，当然，还需要成为一名终身学习者。

 你的学习习惯是怎样的？

你是偏向于遵循他人的示范与指导，还是喜欢通过自己不断试错来完成任务？当你去药店买药时，你会提前列好清单并在脑海中反复记忆几遍，还是在柜台前一个接一个靠名字来辨认？

个体间学习方式不尽相同。有些人通过收听信息来学习（听觉）；有些人则对视觉信息更加敏感（视觉）；而有些人则通过双手来了解事物（触觉）。有些人习惯分组学习，而有些人则偏好独立自主学习。有些人学习的时候会来回走动，有些人则坐定不动。有些人会自然而然地将自己的想法与经历分类：语言类、逻辑类、数学类、音乐类、视觉类、动觉类、人际关系类等。

触觉会刺激痴呆症患者的记忆深处，而这是其他交流方式完全达不到的。触摸有特别意义的物品会唤醒他们的回忆。想想看哪些物品对于患者而言意义非凡？比如运动器具或乐器？他们曾一待就是很久的厨房、花园、工作间？将这些物品收集起来，当患者情绪失控时，将它们拿出来以安抚病人，为病人设计一个"记忆箱"。

 ## 增加"思维训练作业"时长的小技巧

当你发现自己的记性越来越差，且非常渴望提升记忆力水平的时候，不妨试试下列小技巧，并将它们应用到你的日常生活中。

- **找到一天中你精神状态最好的时间段**。你的思维是在早间还是晚间更为活跃？在处于巅峰状态时阅读、完成工作、进行思维训练。
- **将零碎时间利用起来**。稍有空闲就试着做思维训练。我抓住小段的细碎时间来回顾笔记与总结，这儿留出一点空档，那儿挤出一点时间，最后我为自己争取了数小时的学习时长。只要你稍微留意，你总会找到空档见缝插针地完成任务，从而简化你的工作日程。我就是利用自己的零碎时间写完了大约50本书。
- **将大工程切分为小项目**。注意书是按照章节分配内容的，如果你每天读一章，你会发现用不了多久就可以读完整本书。
- **在整洁干净的地方读书学习**。保证光线明亮、桌椅舒适，将你的"思考区域"打理的井井有条。
- **每隔20～30分钟就休息一会儿**。在屋子里走走、伸懒腰、喝点东西、去外面呼吸新鲜空气，休息可以帮助你保持思维集中。

● 将**钟表和日历**放在房间里你一眼就能看到的地方。

● **手边常备手机、记事本，**随时记录姓名、电话、预约、清单、工作、地址、路线等等。

● 人一旦忙起来就容易忘了时间。**如有重要约会则提前设定好闹钟。**将写有重要事项的便利贴粘贴在房间显眼处，以防忘记。

● 如果你想记住某项事情，那么**大声将它重复几遍，**我一个人开车的时候就经常这么干。

● **上床就寝前，写下明天你要做的三项最要紧的事情。**这样做有助于为明天的工作打下良好的开端。

● 将**脑力训练**设定为你工作日程里的**重中之重。**

多多练习记忆力提升的小技巧

用于协助人们提升记忆力的方法技巧俯拾皆是，它帮助我们记忆事物，并提升记忆力水平。

最常见的帮助记忆的方法包括音乐（歌词与曲调）、颂诗（诗歌、押韵短诗形式）、概要（便笺、梗概、问答）、图像（促进信息回忆的图片）、关联（将新信息与已知信息关联）、拼写（将长单词划分为短单词或字母组合）等。

你也许在不知不觉间已经接触过上述某类方法了。尽可能应用这些技巧去刺激记忆，找到最适合你的记忆方法。

将清单罗列的物品通过形象的故事关联起来，比如你需要买牛奶、椰子、香蕉和面包。想象一只猴子正在椰子树与香蕉树间穿梭，椰子里面装满了牛奶，而你又恰巧知道一份秘制香蕉面包菜谱。现在你已经将所有要买的商品通过一则故事印入脑海中了。

利用夸张或逗人发笑的语句帮助回忆。例如，你想要记住一个叫廊曼（Longman）的人的名字，你只需要在脑海中勾勒一个身材高高的男人形象，并牢牢记住他就好了。

 我的简单易行学习计划

当学习书中章节内容或温习笔记时，遵循下列三步骤：①以最快速度浏览阅读材料。②然后慢读。（大声朗读重点部分以加深记忆）③最后，认真研读资料，并写出复习要点。

执行"限时1小时学习计划"

● 提前预览2分钟，快速翻阅章节大标题、小标题以及整章段落标题。

● 快速浏览8分钟，阅读整个章节。

● 休息2分钟。稍作休息，做10个平地俯撑或四处走走。

● 阅读33分钟，阅读速度放慢。

● 休息5分钟。休息时间延长，有助于后续记忆力集中。

● 学习10分钟。简化知识点，并尽量记忆。

考试技巧

某些读者可能正在准备专业资格证考试、升职测试或职业水平提升项目考试。祝你们好运，尤其是那些牺牲复习时间来阅读本书的朋友们。

其他读者或许早已不再需要参加考试了。如果这一模块与你关系不大，那么请将本模块内容与你的子女或孙子孙女分享，让他们感受到你在乎他们的学业情况与成绩。

下列小技巧可以帮助你准备考试并在考试当天发挥最佳水平。

● **牢记是最佳策略。** 多阅读几次学习材料，重复是吸收知识的秘诀。

● **做好复习笔记。** 我发现考官会经常围绕他们课上教学与讨论的内容来出题，在医学院的学习中，我总结教学笔记内容，在每页笔记的背面列出3条复习要点，并坚持每天快速温习。使用思维导图模式会使学习更方便，可以在每条关键要点下面添加相关小知识点。

● **笔记要点不要超过7条。** 大脑很难记忆7条以上信息。多数人可以重复和记忆7位电话号码，但如果加上地域区号时，人们很难记忆，除非将它写下来。

● **尽可能多做模拟测验。** 熟悉考试模式可显著提高分数，比如使用往年试卷或类似考题模拟考试。

● **在考试几天前放松心态。** 深呼吸，暗示自己你能做到。调整心态，厘清头绪，确保考试时发挥最佳水平。

● 考试前一天晚上，就寝前1小时结束复习。**留给大脑充分的休息时间，** 以整合回顾复习内容。

● **考试当天保持精力充沛。** 大脑需要以巅峰状态应对考试——精神振作、反应灵敏、思维清晰。

● **考试当天的早上喝一杯咖啡。** 摄入合理剂量的咖啡因可以刺激大脑分泌多巴胺，从而提升注意力、解题速率与记忆力水平。

● 考试前一小时摒除所有杂念，**只专注于测试，** 一直保持这种状态直至考试结束。千万不要走神儿，因为思维分散会导致解题速率下降。

● 由于**短时记忆效果显著，** 因此考前几天可以集中恶补。但是考前速成法并不能代替平日一点一滴的学习积累。

● **提前到达考场，** 以免感到匆忙。

- **把控时间**。时间是考试的重要因素。

- **仔细阅读考试指导**，考生常常忽略这一关键性指引。

- **仔细阅读题目**。有些试题会布下陷阱，许多考生因为没有看全整个题干而漏掉不少问题。

- **熟悉考试题型**（论文或客观题），并做好相应的准备。

- 作答论文题目时**保证行文工整、用词贴切**。每项主论点下使用三项分论点进行陈述，使文章脉络清晰。适当使用不常见的高级词汇会使文章更出彩。

- 判断对错题，题干中若出现"所有""绝不""总是"等字眼，则通常意味整项错误。当看到题目中出现"多数情况下""有时""通常""也许"等，则正确的概率较高。

- 当多项选择题中出现两项语义相反的选项（共4个选项）时，则其中一项通常为正确答案。

- **60%法则**。当遇到不确定答案的题目时，使用概率排除法。在多选题目中，排除你认为60%是错误的选项。

- **相信第一选择**。按顺序作答。你的第一选择通常最接近正确答案。如果你觉得考试刚开始时自己心态过于紧张，从而导致推理能力下降，或者在后期检查答案时发现题干中某些指向答案的遗漏信息，那么你可以返回那一题并修改答案（前提是你有60%的把握修改为正确答案）。

当上述诀窍全部不适用，且只能听天由命的时候，把希望寄托在你的幸运笔上吧。这倒让我想起了《傻子派尔》，一部于上世纪60年代在USMC电视台播出的喜剧连续剧。其中一集剧情令人捧腹，卡特中士与派尔同时作为军官候选人参加笔试，测试题型为判断对错题。于是派尔不停地用两根手指敲桌子，一根代表正确，一根代表错误，哪根先疼的受不了他就选哪项，他把这叫作"第六感法"。倒霉的是卡特中士被派尔搅得心烦意乱，最后让派尔这家伙拿了个高分儿。

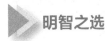

明智之选

终身学习是一种自发性的学习模式。终生学习者不放弃任何有希望提升个人价值与职业发展的机会。终生学习可以提升自信心，使你不惧困难与改变，帮助你享受轻松愉快的人生。

	是	否
坚信你可以一直保持思维敏锐?	___	___
经历过脑力衰退?	___	___
能够巧妙利用零散时间?	___	___
熟知你的学习模式?	___	___
懂得运用提升记忆力的小技巧?	___	___
渴望增进你的阅读能力?	___	___
乐于扩充词汇量?	___	___
有训练大脑的决心与毅力?	___	___
有清晰的人生目标?	___	___
需要改变生活方式?	___	___
抓住提升专业技能的好机会?	___	___
目前是否有正在进行的学习项目?	___	___

针对上述困扰你的问题，设定一份自我改造计划。这些烦恼本身并不复杂，它们只需要你做出小小的改变。

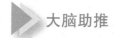 大脑助推

好比人体的肌肉组织，大脑功能也会随着智力训练而不断增强。拥有强健的体魄益处良多，而认知功能的提升对你生活的方方面面同样助益匪浅。

思维功能

心理学是一门研究人类思维功能运转的学科，如心态、行为、理解、人类溯源思考，因此心理学自然也包含记忆力提升研究。

试着判断下列陈述是否正确吧。（答案见附表C）

	正确	错误
1.大脑通过词汇、概念（知识）、视觉图像存储记忆。通过训练可以培养照相机般的记忆。	___	___
2.神经可塑性指受学习与生活阅历的影响，大脑在任何年龄阶段都可以改变与重塑自身。	___	___
3.潜意识犹如无限容量存储库，它会永久记载你全部的人生经历。	___	___
4.思考指人们在概念理解、推理演算、决策、解决问题的过程中，对数据与想法的加工与调解。	___	___
5.思维是意识、洞察力、思考力、判断力、记忆力等认知官能的总和。	___	___
6.认知能力包括洞察力、注意力、工作记忆、长时记忆、造句与语言理解能力、学习能力、推理能力、解决问题能力、决策力等。	___	___
7.社会心理学是一门研究人际关系与心理的学科。	___	___
8.人格指个体行为模式、思考模式与情绪特点。	___	___
9.发展心理学，旨在研究个体心理发生、理解与应对的过程以及该过程如何随人体衰老而发生变化。	___	___
10.教育心理学，研究教育情境下人们的学习方式、教育干预效果与教学心理。	___	___

10 词汇益智训练

> 我们的心理活动离不开词汇，语言交流离不开词汇，记忆存储离不开词汇。想法转化为言语，言语付诸于行动。

文字世界逸趣横生。少年时，我就被语言的奥妙吸引，我热爱阅读和文字游戏。读高中时，我渐渐懂得文字间的微妙差异与逻辑关系。多年来，在电台与电视节目的现场连线环节中，我正是靠着措辞得当、善于沟通的语言技巧，得以应对性格迥异的来电者。步入晚年，为着准备门萨俱乐部的智商测试，我每日温习的词汇量达一千词左右。词汇储备越丰富，我的思维与快速推理演绎水平就越是得到提升。最终，我成功入选美国门萨俱乐部会员。65岁后，我第三次成为美国与加拿大考区122位顺利通过美国临床精神病协会入会考试中的一员。

文字具有鼓舞人心的力量。爱、选择、信仰、成功、真理、和平……这些令人心动的字眼无不给予我们启发与宽慰。

文字方寸，意义非凡。它们铸造生活的点点滴滴，随着词汇量的不断扩充，它为你的沟通与求学提供更广泛的基础。

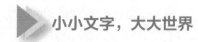

小小文字，大大世界

语言的局限圈定了我世界的边界。

——卢德温·维特根斯坦

心性随着语言而改变。

——卡尔·阿尔巴切特

言语铸就思维，划定心灵的旷野。

——本杰明·李·沃尔夫

他人通过你的谈吐进而推断你的人格。若你渴望畅行无碍地与他人交流想法，吸收理解所阅所闻，那么请试着扩充你的词汇量。个体间词汇储备差异悬殊。通常，人们日常会使用到的词汇为5000~10000个，而成年人平均掌握单词量为10000~20000个，这其中包括可辨认词汇与听说读写词汇。

当然了，日常用语只是一门语言的冰山一角。英语单词总量逾一百万，其中每天约有15个新生词汇录入词库，因此总有学不完的新词儿接连冒出。享受发掘与运用新单词的乐趣吧，这会让你的朋友对你刮目相看。

为了你的脑健康，请务必坚持词汇学习

遗忘词意如同遗忘名字，词汇储备需要不断录入与更新，否则它们将渐渐枯萎。

——伊夫林·瓦涅

为打开你的记忆，我建议你每天学习或回看几个新单词。由于不同词汇与概念间存在相通之处，因而在学习的过程中很容易就触发你的记忆储备库。这种益智训练对增强脑力益处良多。

本书中经常提及的词汇包括痴呆症、认知功能、神经突触、神经元、意

志力、神经可塑性、基因组、损伤、神经发生、目的、记忆力、脑细胞连接，试着将这些单词应用于你的智力训练中。

如何学习新词汇？

● **阅读**。你的阅读越深入，那么效果越佳。多数时候我们对新单词的印象来源于书籍或杂志。你接触的新词汇越多，那么相应的你的词汇储备也越广。若伴随大声朗读则训练效果更上一层楼。

● **通过短语与句例学习新词汇**，有助于词意理解。

● **关注词语用法**。有些词汇通过上下文情境即可猜出大意，有些时候你在不知不觉间就掌握了新词汇。

● **将汇词与释义书写一遍**，并将它们运用在日常对话中，随着你应用的频率增加，你对词意的掌握就越扎实。

● **联想记忆法**。通过相关词汇或图像记忆新词汇的词意。

● **益智类文字游戏**。许多休闲娱乐杂志中都可以找到文字类游戏版块，读者可尝试纵横字谜游戏与拼写游戏。

● **养成查词典的好习惯**，遇到不懂的词就去查明词义。

● **重复**。研究表明，一个词汇需要10～20次词语运用或记忆巩固才能被收录进你的大脑词汇库。运用与回看可以帮助加深你对新词汇的印象。

拥有丰富的词汇储备，彰显发达的智力与思维。同双手与双眼一样，文字也是大脑重要的信息处理工具。

——玛丽莲·沃斯·莎凡特

经常成双成对出现（如盐和胡椒粉）或词义相关的单词（如护士与医生）如孪生词汇般储存在大脑中。下列脑筋急转弯可以激发脑部联想，你将看到成对儿出现的词语，你的任务目标是在此基础上联想出第三个与它们词义相关的单词。

使你拥有过人智慧、享受成功的秘诀是什么？

答案是阅读。当你在机场或在家闲居无所事事时，比起玩手机，不如看看书来打发时间。个人电子设备使人们的思维神游其中不能自拔，且需同时兼顾多项软件。但当人们读书时，注意力只集中于阅读内容，且心境平和。请放下你的智能手机，每天早晨上班前，阅读15～20分钟，开启你的新一天。

无论你从事哪一领域，阅读对职业发展都助益匪浅，因为各行各业都重视涉猎广泛、谈吐优雅、博闻强记的人才。阅读有以下益处：

- 保持高水平的记忆力与学习能力。
- 扩充词汇量、增进拼写与沟通能力。
- 培养分析能力、注意力与创造力。
- 使人乐观、富有同情心、充满热情、增强自信。
- 减少压力与患痴呆症、阿尔茨海默病的风险。
- 促进血液循环和脑功能运转。

颇为有趣的是，不同类型的阅读方式对于人脑的训练效果不尽相同。较之兴趣阅读，精读长篇小说以深入挖掘文学价值可更深层次地刺激认知功能。阅读方式越深入越精细，思维训练效果越佳。

阅读改变大脑结构。阅读并不是与生俱来的能力，但阅读能力较差的人可通过后天训练提升阅读水平，从而改变并优化大脑结构。阅读是一项复杂的工程，需要大脑不同功能中心通力合作来增加神经回路间连接。比如，大脑负责破译视觉信息、听觉信息、演讲内容、情绪变化、学习内容、精细动作信息，而语言、记忆、问题处理、判断力、推理演绎能力则归属于额叶管辖区。左侧颞叶皮质与语言接受能力水平相关。最终，由角形脑回、缘上回将各区块整合以共同处理阅读信息。

淘一本好书来读。世间好书应有尽有，自有黄金屋等你探寻。小说、纪实文学、传记、自助类图书、兴趣爱好丛书、游历、科幻小说、史书、青年文学、资料书、旅游指南、神话、古典文学等书籍浩如烟海。阅读不但娱乐身心，它同时引领着我们探索不同社会文化的别样风味。时代过往与思潮运动如同沉默无声的明镜，映照着当今现代社会的人们。

到图书馆办理一张借阅卡或下载电子书来阅读吧。你大概需要一个礼拜左右的时间去习惯使用电子阅读器，不过别担心，你的大脑总会适应的。电子阅读器界面切换速度快、易操作，电子书价格低廉，且你可随身携带电子阅读设备。有声读物是在旅行或长途通勤途中打发时间的好帮手，较之于静静地浏览文字，有声阅读可激活大脑不同区域的回路。

需要你另行注意的是，请适当减少看电视的时间。大部分电视节目压根儿不需要动脑子，所以人们才感到看电视是如此放松悠闲。人们不假思索地接收荧幕信息，人脑仅需加工图像与对话内容即可，相比之下，阅读所要求的思维活跃程度更高。

 ## 构建你的认知储备

30岁刚出头的时候，恰逢认知功能水平巅峰期，所以尽己所能去维持脑健康，以确保后续的40～50年中，你的生活充满生机与活力。认知能力不等同于记忆力，它是洞察、领悟、察觉、理解与学习能力的综合，是获取与消化信息知识的过程。

拥有一定认知储备的人群更能抵御大脑衰老、阿尔茨海默病的患病风险。他们也不太可能出现痴呆症早期病发讯号，如短时记忆丧失、多项任务处理能力下降等。

未来的某一时间，你或你的家人也许会被医生确诊有患认知功能损伤倾向。任何出现记忆力障碍的人群都需要接受大脑初步筛查评估。简单的评估项目即可捕捉痴呆症发病讯号以及对是否需要进一步排查做出判断。这些筛查测试包括全科医生认知功能评估量表、简易智力状态评估量表（适用于老年人群体）、记忆障碍筛查测试、鉴别衰老或痴呆症约访、认知功能衰退短信息量表（同样适用于老年人群）。这些排查工具检验范围涵盖本书第一章自我测评模块提及的所有症状，其检验方法包含下列部分益智训练。

同你的搭档一起执行脑健康护理计划时，不妨在计划中适当加入下列智力训练。

- **词汇记忆**——每天背诵3～10个新词汇，并时不时朗读回顾这些词汇。

- **语言流畅度**——在60秒时间内作答，尽可能多地列举某一词类的单词。（如食物、宠物、娱乐项目）

- **工作记忆**（指短时记忆）——将随机数列从低到高排列，并试着按从高到低的顺序将数列复述一遍。

- **动手能力**——在60秒时间内以最快速度将100枚小硬币放入收纳盒中。（一次只能投放一枚硬币）

- **信息复述**——尽可能详细地描述上周发生的新闻。

- **情绪分散与记忆力训练**——先选出10个物体名词（如球、薄脆饼干），再选出10个可触发情绪波动的词汇（如浪漫、癌症）。记忆这20个单词，并按照两种类别将它们分别背诵出来。

临床诊察中可能会选用的评估方式：

- **推理演绎能力与解决问题能力**——同时向病人展示两幅图片。每张图片中都立有一根短桩，其上挂有3个颜色不同的小球，且两幅图片小球排列顺序不同。请给出移动次数最少的方案，使其中一幅图片与另一幅图片小球悬挂顺序一致。

● **注意力与信息处理速率**——做不同种类的时间匹配与分类排序训练。

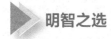

明智之选

周末、休假、节日，欢乐多多，人们的生活节奏较之工作日完全不同。细细想来，你会发现这种生活节奏的变化有助于保持思维的灵活敏锐。尝试新事物，打乱固定的生活日程。

根据自身情况去尝试复杂的、多样的、富有挑战性的新式大脑构建活动，并经常做该类训练。例如，下载一些手机益智训练软件。它们虽然不能增添你的幸福感，使你更具智慧，但是它们能提高你的任务完成能力。虽然在此过程中你并不会感受到明显变化，但它绝对值得一试。任何需要调动认知官能的挑战都可以为你的大脑带来有利改变。建议如下：

● 学习日常会话用语的外语表达方式。

● 改变早间日程活动顺序，使用不常用的手完成动作。

● 用餐时，时不时调换座位。你会发现不同座位的视角与谈话内容都焕然一新。

● 打开车窗，留心你驾驶途中的声音与气味。

● 关心时事。

● 保持阅读与看新闻的习惯。加入读书俱乐部。

● 做志愿者，社交有助于大脑健康。

● 自己完成数字演算，拒绝使用计算器。

● 将压在桌子上的照片、钟表或挂历重新放置。

● 在杂货店采购时，从上到下扫视一遍货架。如果突然出现一种你从前一直没有见到过的商品，你只需要将它拿下来，仔细阅读原料以了解这个商品的用途，并不需要将它放入你的购物筐里。

● 去参观你旅行目的地的文化遗址。

● 参观你居住的国家的博物馆与历史遗址。

● 去新开的杂货店逛逛，并尝试烹饪新菜谱。

● 拓展爱好。

● 玩"思维游戏"，如拼字游戏、卡片游戏、西洋跳棋、国际象棋。

 大脑助推

个体词汇量的广度侧面反映了他所掌握的知识的深度。言语、知识与记忆息息相通。在学习英语、文学、艺术、音乐、生物与历史等学科的过程中，你可以从中学习多类词汇。这也正是本书设立大脑助推模块的初衷。

文学常识

经典著作给予每一位读者的阅读体验不尽相同，这种触动可能来源于文化、历史、哲学等多种领域。经典文学读来趣味盎然，如沐春风。阅读同时能够挑战、刺激大脑多项功能运转。

判断下列代表作与著者的对应关系是否一致？（答案见附表C）

公元前750年	荷马，《伊利亚特》（记述了特洛伊战争，荷马被世人誉为西方文学鼻祖）
公元前350年	柏拉图，《理想国》（西方哲学史上第一部经典著作）
1478年	杰弗里·乔叟，《坎特·伯雷故事集》（中产阶层的普及文学）
1605年/1615年	塞万提斯·赛维德拉，《堂吉诃德》（第一部现代小说）
1667年	约翰·弥尔顿，《失乐园》

续表

1697年	威廉·莎士比亚，《罗密欧与朱丽叶》（莎翁是英国杰出的诗人、剧作家）
1726年	乔纳森·斯威夫特，《格利弗游记》
1732年	本杰明·富兰克林，《穷理查年鉴》
1813年	简·奥斯汀，《傲慢与偏见》
1818年	玛丽·雪莱，《弗兰肯斯坦》
1845年	埃德加·爱伦·坡，《乌鸦》
1850年	纳撒尼尔·霍桑，《红字》
1851年	赫尔曼·梅尔维尔，《白鲸》
1852年	哈里特·比彻·斯托，《汤姆叔叔的小屋》
1854年	亨利·戴维·梭伦，《瓦尔登湖》
1860～1861年	查尔斯·狄更斯，《远大前程》
1866年	陀思·妥耶夫斯基，《罪与罚》
1869年	列夫·尼古拉耶维奇·托尔斯泰，《战争与和平》
1884年	马克·吐温（塞缪尔·克莱门），《哈克贝利·费恩历险》
1894年	萧伯纳，《武器和人》
1916年	罗伯特·弗罗斯特，《未选择的路》
1906年	厄普顿·辛克莱，《丛林》
1922年	T. S·艾略特，《荒原》
1926年	辛克莱·刘易斯，《埃尔默·甘特利》
1929年	威廉·福克纳，《喧嚣与愤怒》
1929年	欧内斯特·海明威，《永别了，武器》
1944年	田纳·西威廉斯，《玻璃动物园》
1949年	阿瑟·米勒，《推销员之死》
1973年	亚历山大·索尔仁尼琴，《古拉格群岛》
1982年	艾丽·斯沃克，《紫色》
1997年	J．K·罗琳，《哈利波特与魔法石》

11 博闻强记　强健脑力

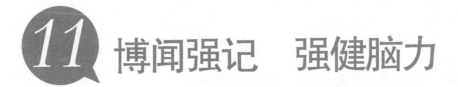

大脑就像是一套由知识编程开发的计算机系统。一个人储备的知识量越多，大脑的思维、记忆功能就越发达，生活幸福感就越高。

多年来，我在一档国家电视台节目中接听有关精神健康问题的热线电话。听众的疑问从神经学延伸至心理学、生理学、生物学、药理学、神学领域。许多来电者有时会提问说，我的手边是不是放置了一台电脑，以便我快速搜索相关知识做出答复，否则我的反应速度怎么会那么快？我答道："没错儿，世界上搜索功能最强大最高效的电脑就藏在我的脑袋里呐。"

我用一辈子的时间来不断地为自己的大脑编入程序，人脑各部分关联紧密，一个区域的变化会刺激其他区域共同发展。这些努力使我想到了在达拉斯一所高中看到的公告板："让你的周一至周五过得不再那么辛苦的秘密——带着头脑来上课，用心学习知识。"

与读者分享一些其他同样让我产生认同感的格言妙语吧。

我相信知识就是力量，因为它能帮助我们走出过往的阴霾，克服眼前的困境，迎接新的挑战，做出明智的选择。

——本·卡森

信息时代，选择性无视也是一种选择。

——唐尼·米勒，作家

若你无心学习，那么任谁都爱莫能助。若你有心学习，那么任谁都无法将你阻挡。

——金·克拉，演说大师

知识就是力量，而激情是启动力量源泉的开关。

——史蒂夫·德洛克，作家

回报率最高的投资就是对知识的投资。

——本杰明·富兰克林，政治家、科学家

 知识无处不在

我们的知识越丰富，在处理生活方方面面的时候就越发游刃有余——家庭、工作、健康、宗教、人际关系、娱乐、财富、教育、社区活动。

人们通过阅读、生活阅历、接受教育，或仅仅靠观察周遭事物来构建自己的认知体系。每一笔对知识的投资都使我们收获智慧、自信和开阔的眼界。知识甚至帮助我们理性决断、收获机遇、积极影响他人、在事业方面给予我们超乎常人的优势。

企业家在招聘雇员的时候通常颇为看重应聘者的学识、过往经历与专业经验。他们尤为器重那些富有创造力、沟通能力、解决问题能力与社会责任感的人才，因为他们相信，这些品格是引领企业在当今经济环境下走向成功的必备特质。

坚持学习、关注时事。你永远不会知道下一秒什么事情会降临到自己的头上。即使你处境艰难，丢了工作，没了好身体，但最起码你的一技之长不会离你而去。

 用知识充实头脑

　　为了补充身体所需营养与能量，我们一日三餐缺一不可。同理，我们也同样需要定期为大脑扩充知识储备。而这是一项需要我们持之以恒的长期工作，绝不能三天打鱼两天晒网。书读一遍远远不够，因为鲜有人拥有过目不忘的记忆力。实际上这种"投喂"的过程充满乐趣，你可以尽情挖掘你的爱好。阅读相关兴趣爱好丛书与杂志，在网络上搜索感兴趣的话题。根据2013年尼尔森预测数据，人们每月平均约访问100个网络域名。但跟互联网10亿个网站的总数目比起来，前者只能算是九牛一毛了，互联网特供各类精神食粮，正等待胃口大开的你去一探究竟呢。

　　由于缺乏统一规范的参照表，将知识分类整合是一件非常困难的事情。人们关于知识分类的标准莫衷一是，就我个人而言，我更倾向于个人、程序、命题三合一归类法。

　　个人信息一般与熟人有关，比如我们常说："我了解我的配偶。"

　　程序知识一般指操作指南，如丛林法则或驾驶规则。这类知识可以帮助我们实施具体技能。

　　命题性知识用于描述事实，如"我知道三角形内角和为180°"或"我知道是你吃了我的酱菜"，这些都是常见的命题类知识。

　　人们通过学习命题类知识来增长智慧、提升记忆力。试着将下列计划付诸于行动吧。

● 将你感兴趣的话题列一张清单，如手工艺品、汽车维修、养生、健身、旅行、娱乐或钓鱼，并作好计划你将从何处入手，寻找它们的相关信息。

- 学习、重温这些新知识，从而焕活大脑回路。

- 另外也不要忽视一些如文学常识这类知识的学习。本章节末尾会为读者提供数十条常识科普，当你核对答案后，请经常回顾这些知识。

- 坚持学习新词汇与词义理解。

- 不断训练大脑推理能力与信息加工速度。你可以通过网络益智训练达到相同目的。

你的任务即定期为大脑"投喂"精神食粮，任务目标即维持神经递质、突触连接、沿脑回路分布的神经冲动，脑部化学物质与神经元的合作始终稳定且分工有序，同时平衡协调各存储、加工的记忆区域。

简而言之，神经元需要通过接受外来刺激以维持活跃状态。神经元胞体会伸出许许多多的树突来接受讯号。同时，受教育水平的提升还会伴随树突分支增加、分布范围扩张。

知识与记忆的协调

早在很久以前，许多文科大学就已经意识到，多样化教育会多多少少影响个体智力水平。在这里我想做点补充：认知能力与记忆力同样会影响智力发育。请记住，涉猎广泛有助于刺激神经可塑性与神经发生，通过提升记忆力而实现认知功能发展。对于希望保持头脑灵活并降低脑功能患病风险的你来说，这一点至关重要。

当被问起记忆是什么这个问题时，多数人会说："记忆是我所知晓的一切，一切刻印在我脑海中和生命里重要的时刻。"但记忆远远不止这些。在他们真正需要使用某些信息前，人们对记忆库里究竟存放了多少知识一无所知。很多时候我们甚至不需要太费神就可以瞬间想起来一些日常活动的步骤，如试鞋、写字。但是也有一些记忆需要我们花点功夫好好回想一下才能被调出使用。

记忆通过文字、概念、图像、声音、触感甚至味道存储于人脑中。那些片段永远那么鲜活，不为岁月蒙尘。但是往昔太过遥远，记忆也可能逐渐模糊，细节会被遗忘甚至扭曲。记忆通过回忆或重现而不断地被更改、修正。

人脑记忆多种多样，与我们的生活密不可分。每种记忆在人脑的功用与储存长度不尽相同，但是各记忆间相辅相成，共同发挥作用。

- **瞬时记忆**是记忆系统中留存时间最短的记忆（通常只持续1秒种左右）。它能够瞬间抓住视觉、听觉、嗅觉、味觉与触觉信息。瞬时记忆可提醒你正在有人朝着你的方向走来，以免你一头撞入他的怀中，或者在你不需要看的情况下就迅速拉好裤子拉链，系上扣子。

- **短时记忆**是人脑最基础的工作记忆，这种记忆一般会持续几天，如若个体对其不予重视，那么留存时间将更短。这段期间短时记忆信息处于稳定、活跃状态。失去短时记忆的人可能不记得早餐吃了什么，但他们却记得儿时的玩伴。阿尔茨海默病与痴呆症会造成患者注意力障碍。同时，睡眠不足、疼痛、精神药物等也会导致记忆力无法集中，使人们无法回想起储存在短时记忆中的内容。

- **长时记忆**拥有无限的存储容量，它们牢植于人脑中，可随时回想、搜索、重现。通常，在外显记忆、潜意识记忆、陈述记忆、程序记忆、情景记忆与语义记忆的辅助下，你感兴趣的领域信息也被储存在这里。

某些读者可能已经意识到，由于衰老与身体素质下降，你的记忆力水平已大不如前了。但是亡羊补牢，为时不晚，而且越快补救，效果越好。尽量避免在电视机前一坐就是一整天；把自己从沙发上拖起来，出门散散步，欣赏不同的风景；找点书来阅读；多与他人沟通。

另外，如果温习环节做得不到位，知识同样会被遗忘。复习巩固学过的知识是焕活长时记忆的不二法门。通过每天回看部分新知识，刺激大脑快速回忆相关细节，可激发大脑回路重置，并增加脑细胞与神经细胞连接。

笔者在此章挥墨较少，为着读者能将更多的阅读时间分配给大脑助推模块，其中我设立了数十条常识科普训练，适合任何年龄段的人进行益智练习。为了你的脑健康，请不要轻易跳过这个环节。当你找到所有答案后，请经常回看巩固，随着你回看次数的增加，效率与速度也就越快。用不了多久，你就会在谈话中将这些知识运用自如，令亲人朋友大吃一惊。

▶ 明智之选

知识就是力量。　　　　　　　　　　　　　　　　——弗朗西斯·培根

一个人的知识存量越多，他处理大事件时就越是游刃有余。

天才是1%的灵感加99%的汗水。　　　　　　　　　——托马斯·爱迪生

成功依靠的不是天赋，而是源自持之以恒的努力。

步履虽然缓慢，只要坚持不懈，终将取得胜利。　——《伊索寓言》

坚持不懈是走向成功的基石。

你可以把马牵去河边，但你不能迫使它喝水。　　　——格言1175

你可以教他人一技之长，但你无法强迫他们学习。

船到桥头自然直。　　　　　　　　　　　　——谚语

杞人忧天完全没必要。

小鸡孵出来之前先别急着数数。　　　　　　——塞缪尔·巴特勒

我们做不了主的事情就不必过于担心。

既然自己住在玻璃房里，就没必要朝别人丢石头。　——杰弗里·乔叟

人无完人，不要苛责他人。

树上掉下来的苹果滚不了多远。　　　　　　　——谚语

有其父必有其子。

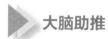

大脑助推

学习是一项烦琐的任务。因此初始阶段不要将学习强度设定过高。每天温习一篇专业领域文章，一条本书病理信息项，一条文学常识，一个新单词。

千里之行，始于足下，持之以恒是关键。根据个人情况酌情增加学习内容，"7模式"是最理想的学习模式——7篇专业领域文章，7条文学常识，7个新词汇。并在此基础上提高学习速率。

文学常识

通过下列文学常识测试来检验你的知识储备量，让蒙尘的记忆重新苏醒。如果你不知道答案，请自行搜索相关资料，或参考附表C，这样记忆存储时间会更长。当你核对所有答案后，请在接下来的数月不断回顾温习，直到

将这些知识牢植于你的长时记忆里。

	正确	错误
1.罗伯特·弗罗斯特，20世纪最受欢迎的美国诗人。代表作有《未选择的路》《雪夜林边驻足》。	___	___
2.下列定义是否正确?	___	___

   a．生物——研究生命体

   b．物理——研究物质与能量的作用关系

   c．化学——研究元素、化合物及其反应

   d．英语——研究词类归属

   e．地质学——研究地球

	正确	错误
3.氢的原子序数是1。	___	___
4.激光是一种光束。	___	___
5.下列关联项是否正确?	___	

美国	华盛顿	伊朗	德黑兰
墨西哥	墨西哥城	伊拉克	巴格达
俄罗斯	莫斯科	日本	东京
瑞士	伯尔尼	澳大利亚	堪培拉
英国	伦敦	埃及	开罗
西班牙	马德里	巴哈马	拿骚

6.不同国家流通货币不同。下列关联项是否正确? ___

美国	美元	俄罗斯	卢布	瑞士	法郎
墨西哥	比索	沙特阿拉伯	里亚尔	英国	英磅
以色列	谢克尔	南非	兰特	加纳	赛迪
伊朗	第纳尔	中国	元		
日本	日元	瑞典	克朗		

	正确	错误
7.阿尔卑斯山位于欧洲，而喜马拉雅山位于亚洲。	___	___
8."举例"的英文缩写是e.g.,而"即、是"的英文缩写是viz。	___	___
9.无线电信号中，AM指调频，FM指调幅。	___	___

续表

	正确	错误
10.桑德拉·戴·奥康纳是联邦最高法院首位女法官。萨莉·赖德是第一位成为宇航员的美国女性。	___	___
11.国土面积排名前十的国家：	___	
12.七大洲面积排名：	___	___
13.公元前10000年左右，地中海海湾区域出现了庄园。	___	___
14.公元前1000年左右，几何学科初现雏形。	___	___
15.公元前776年第一届奥林匹克运动会开幕。	___	___
16.公元1000年左右，莱弗·艾瑞克森抵达北美洲。	___	___
17.公元1271年，马可波罗来到中国。	___	___
18.公元1488年，巴塞洛缪·迪亚士绕非洲南端环航（好望角）。	___	___
19.公元1492年，克里斯托弗·哥伦布发现美洲新大陆。	___	___
20.公元1513年，瓦斯科·努涅斯·德·巴尔沃亚看到太平洋。	___	___
21.公元1519~1522年，斐迪南·麦哲伦完成环球航行。	___	___
22.美国五大湖分别是：	___	___

11. 国土面积排名前十的国家：

①俄罗斯 ⑥澳大利亚
②加拿大 ⑦印度
③中国 ⑧阿根廷
④美国 ⑨哈萨克斯坦
⑤巴西 ⑩阿尔及利亚

12. 七大洲面积排名：

①亚洲 ⑤南极洲
②非洲 ⑥欧洲
③北美洲 ⑦大洋洲
④南美洲

22. 美国五大湖分别是：

H-休伦湖
O-安大略湖
M-密歇根胡
E-伊利湖
S-苏必利尔湖

续表

	正确	错误
23.美国人均日收看电视时长达5小时。	___	___
24.纽约以麦迪逊大街商业街区闻名。	___	___
25.美国总统山4位总统头像分别是华盛顿、杰斐逊、林肯、罗斯福。	___	___
26.1607年，英国在北美弗吉尼亚州建立第一个殖民地——詹姆斯敦镇。	___	___
27.美国西点军校位于纽约。	___	___
28.大洋洲大陆是最小的大陆。	___	___
29.黑海位于欧洲与亚洲之间。	___	___
30.中美洲国家包括伯利兹、哥斯达黎加、萨尔瓦多、危地马拉、洪都拉斯、尼加拉瓜、巴拿马。	___	___
31.人口最多的国家是中国。	___	___
32.地球上海拔最低点是死海，水面低于海平面约422米。	___	___
33.苏格兰首府是爱丁堡。	___	___
34.格陵兰岛是丹麦属地。	___	___
35.伊朗的旧称是波斯。	___	___
36.大地纬度指地球上重力方向的铅重线与赤道平面的夹角。	___	___
37.世界上的袖珍国家之一是坐落于阿尔卑斯山脉的列支敦士登（160.5平方千米），位于奥地利与瑞士之间。	___	___
38.世界上最高的山峰是珠穆朗玛峰。	___	___
39.世界上最大最深的大洋是太平洋。	___	___
40.德克萨斯州的首府是奥斯汀。	___	___
41.古巴的首都是哈瓦那。	___	___
42.群岛指相邻岛屿群体。	___	___
43.环礁湖指大陆与暗礁间的水域。	___	___
44.世界上最大的淡水湖是苏必利尔湖，被安大略省、明尼苏达州、威斯康星州、密歇根州环绕。	___	___

续表

	正确	错误
45.世界第一长河尼罗河，全长约6670千米。	___	___
46.世界第一大瀑布安赫尔瀑布落差900多米。	___	___
47.认识论研究知识与获取知识的信念。	___	___
48.加纳曾被称为黄金海岸。	___	___
49.夏威夷曾被称为三明治群岛。	___	___
50.古巴的货币是古巴比索。	___	___
51.古代数学中，罗马数字"X"代表"10"。	___	___
52.亚里士多德提出的因果论指出，任何事物的产生都有前因与后果，而另一事物的产生是前一事物发展的结果。	___	___
53.化学学科中，Na指代元素周期表的钠元素。	___	___
54.郁金香与满天星都是多年生植物。（寿命超过两年）	___	___
55.二氧化碳的化学式为CO_2，是一种无色无味气体。	___	___
56.钢材产品可循环使用，且不会损失强度。	___	___
57.盖革计数器是一种用于测量电离辐射强度的记数仪器。	___	___
58.每个月的生辰石（生辰石是欧美传说中代表出生的人们的诞生石）颜色都不同。下列关联项是否正确？	___	___

一月　　石榴石（暗红）

二月　　紫水晶（紫色）

三月　　海蓝宝石（浅蓝绿色）、血石（暗绿色/红点）

四月　　钻石

五月　　祖母绿（绿色）

六月　　珍珠、月光石（绿色）、亚历山大石

七月　　红宝石（红色）

八月　　橄榄石（浅绿）、玛瑙（绿色）

九月　　蓝宝石（蓝色）

十月　　猫眼石（白色）、碧玺（色彩斑斓）

十一月　黄水晶（黄色到棕色）、黄玉

十二月　绿松石、锆石（青绿色）、坦桑石、浅蓝色黄玉

	正确	错误
59. 经度指某点与两极的连线与本初子午线所在平面的夹角。	——	——
60. 人类由智人演变而来，属哺乳动物。	——	——
61. 质数除它本身和1之外无任何因数，且为 > 1的自然数。	——	——
62. 一年约有52周，8760小时。	——	——
63. 多数年份为一年365天，525600分钟。	——	——
64. 1英里等于5280英尺。	——	——
65. 1千克等于1000克，1千克等于2.2046磅。	——	——
66. 艾萨克·牛顿被称为物理学之父。	——	——
67. pH用于检测溶液酸碱度，数值范围从0到14，pH为7代表中性，pH小于7代表酸性，pH大于7代表碱性。	——	——
68. 水的结冰点是32华氏度（0摄氏度），沸点是212华氏度（100摄氏度）。	——	——
69. $18 \div 2=9, 9 \times 2=18$。	——	——
70. 任何数乘以零都等于零。	——	——
71. 人脑中的脑细胞并不是一模一样的，大脑神经元共有10000种。	——	——
72. 1千米等于0.62英里。	——	——
73. 行政区划分方法：法国（省）、美国（州）、加拿大（省）。	——	——
74. 人体中有206根骨头，46条染色体，32颗牙齿。	——	——
75. 1803年美国从法国手中购买了路易斯安那州。	——	——
76. 1867年美国购下阿拉斯加州。	——	——
77. 皮肤是人体最大的器官，股骨是人体最长的骨头。	——	——
78. 下列计量方法对应项是否正确？	——	——

光度计	光线	辐射热计	辐射
气压计	气压	薄膜密度计	感光或半透明材料密度
测听计	声音	卡路里表	能量
电流表	电路	血压计	血压
风速计	风速	压力计	压力

续表

	正确	错误

79.周年礼物随着时代而更替,请问下列关联项是否正确?(传统/现代)　　　____　　____

1周年	纸张/钟表	9周年	瓷器/皮革
2周年	棉花/瓷器	10周年	锡或铝制品
3周年	皮革/水晶、玻璃	15周年	水晶/手表
4周年	水果鲜花/家用电器	20周年	瓷器/白金
5周年	木制品/银器	30周年	珍珠/钻石
6周年	糖果或铁制品/木制品	40周年	红宝石
7周年	羊毛或铜/书桌	50周年	黄金/黄金
8周年	陶器或青铜器/亚麻布或蕾丝花边布	60周年	钻石/钻石

80.世界上较大的海域有珊瑚海、阿拉伯海、地中海、白令海。　　____　　____

81.十四行诗十四行为一首,而俳句则三行为一首。　　____　　____

82.棒球比赛每队人数为9人,篮球比赛每队人数5人,足球每队人数11人。　　____　　____

83.世界体育赛事包括世界杯(足球)、史丹利杯(曲棍球)、美国杯(游艇)。　　____　　____

84.人体正常体温是98.6华氏度(37摄氏度)。　　____　　____

85.白宫在宾夕法尼亚大街1600号,英国首相住在唐宁街10号。　　____　　____

86.不同微生物会侵入人体。下列关联项是否有正确?　　____　　____
阿米巴痢疾　原生动物寄生虫
水痘　病毒
落基山斑疹热　立克次氏体细菌
脓毒性咽喉炎　细菌

87.学习新事物可刺激脑部结构发生物理性变化,通过磁共振成像(MRI)扫描可观察到该类变化。　　____　　____

88.短时记忆最大容量为记忆7种事物,持续时间为20～30秒。短时记忆时长可通过分类重组记忆增加。　　____　　____

	正确	错误
89.世界上最大的沙漠是位于北非的撒哈拉沙漠（面积350万平方英里，即906平方千米）。	___	___
90.肉类分级标准："prime"最佳，为极佳级；"choice"次之，为特选级。	___	___
91."myopia"是近视眼，"hyperopia"是远视眼。	___	___
92.船包括前端，船尾，船右舷，船左舷。	___	___

93.下列体育运动分类是否正确？　　　　　　　　　　___　　　___

球棒游戏	棒球、板球
球拍游戏	网球、软式墙网球、美式墙网球
掷球游戏	手球
射门/投篮游戏	篮球、足球、曲棍球、长曲棍球
高网游戏	排球
击柱游戏	保龄球

	正确	错误
94.里氏震级是衡量地震规模的标度，莫氏硬度是表示物质硬度的一种标准。	___	___

95.下列关联项是否正确？　　　　　　　　　　　　___　　　___

塞纳河	法国
泰晤士河	英国
安第斯山脉	南美
阿尔卑斯山脉	欧洲

	正确	错误
96.在美国陆军和海军军阶最低等级是少尉。	___	___

97.下列关联项是否正确？　　　　　　　　　　　　___　　　___

芝加哥	中途岛机场
波士顿	洛根机场
华盛顿	杜勒斯机场
哈特福德	布拉德利机场
拉斯维加斯	麦卡伦机场

98.下列月份信息是否正确？　　　　　　　　　　　___　　　___
一年中有7个月每月有31天，4个月每月有30天。二月除闰年外有28天。

12 强势收尾

你很清楚今天的明智选择会让你的未来更美好。大脑的使用频率越高，脑力就越强大。

2016年4月，演员帕蒂·戴维斯·里根（罗纳德·里根与南希·里根之女）发表了一篇长文，记述了其父与阿尔茨海默病抗争的心旅历程，内容如下：

无论你是美国总统，抑或是码头上的工人，病魔对任何人都一视同仁。它将一个人一生中最宝贵的东西封锁——那些让我们在这世间得以立足，将我们与所爱之人紧紧相连的——记忆纽带、血缘与人际关系。我亲眼看着从前所向披靡的父亲，渐渐被恐惧吞噬。他就站在客厅的中央，我听到他的声音微微颤抖，"我这是在哪里？"我眼睁睁地看着他痛苦地想要捉住残存的记忆、语言，而那些与他朝夕相处的美好回忆，那些记忆中的人和物，轰然消散。10年间，他被生活的洪流推着向前，将过往遗忘，将他熟悉的一切遗忘，感谢上苍，如今他已经遗忘了什么是恐惧。

阿尔茨海默病是无恶不作的海盗，它掠夺了一个人的全部，只留下一具空壳。它将一个幸福美满的家庭卷入无边的漩涡，迫使每个人使出全力爬出这充满悲伤、迷茫、绝望和愤怒的无底洞。

每两周我就会参加一个名为"战胜阿尔茨海默病"组织的聚会，这个组织中的成员多为痴呆症与阿尔茨海默病护理人员或患者家属。每当与那渴望奇迹降临的目光相遇时，我就想起了那时无助的自己。我为那些绝望的、令人悲伤的故事动容，又为那些勇敢面对明天的人们所鼓舞，也许第二天他们醒来时，又会忘记一个生命中重要的人，又会失去一段珍贵的回忆。但我唯一可以确定的是，在这场没有尽头的战争中，失去的东西只会越来越多，而这恐怖的疾病终将成为赢家。

▶ 不要沦为下一个受难者

每9个家庭中就会有1家遭遇阿尔茨海默病——一个无法治愈的疾病的重创。每4名成年人中就有1名遭受精神障碍折磨。每10名成年人中就有1名药物成瘾。每5名18岁以下的孩子中，就会出现1名精神障碍患者。结果可想而知，无数家庭与患者正在经受痛苦。

我关心所有精神疾病的患者们，以及那些尚未显现症状的潜在病人。随着年龄的增长，记忆力损伤障碍的逼近使得人人自危，而社会大众对于疾病预防却不以为意。大众想当然的以为，如果倒霉事儿真的降临了，也会有速效药挽救他们的健康。他们自以为医生会给他们开几副药，然后轻而易举地扫除他们的脑部问题。

注意：多数65岁以上老人平均服用药物达7种。他们的身体对药物的吸收、代谢效率已无法与年轻人相提并论。随着病情恶化，这些化学物质与精神压力互相交叉影响，最终导致身心不堪重负。人类是由肉体、情绪、人际交往、心理、灵魂等维度构成的生物，它们彼此紧密相连，牵一发而动全身。一旦其中某一个维度遭受重创，人们的生活将直接脱离正轨。

 幸福法则：一分耕耘一分收获

这世上没有两个衰老路径与衰老速率完全一致的个体。有些人50岁时容貌就非常显老了，而有的人即使70岁了也依然精神矍铄。每增长一岁，都给予我们全新的机遇去重新审视我们的身心健康、人际关系与财富积累。

当你站在镜子前，是否看到了一个成竹于胸、充满智慧的自己？你可以自由选择如何分配一天24小时的时间，累积下来，也就是一周168小时，一年8760小时。我相信你总会找到空闲时间去为自己的长期生活质量做投资。

长线投资的秘诀就是常识与健康的生活方式。与其每年都制订新年改造计划，不如一直保持警醒状态，提醒自己日常生活中的选择对大脑的发展至关重要。很多人一开始下定十足的决心，然而他们中又有多少人能够坚持到最后？"现在我还算年轻，等过几年我再重新开始吧。"千万不要用这种借口来逃避自己的义务，眼睁睁看着自己的精神健康与年轻的肉体随着岁月逐渐流失、衰老而无能为力。

 制订你的专属脑健康护理计划

好消息是，你可以通过后天培养与护理来守卫你的脑健康。本书已经向读者充分展现了人脑蕴藏的无限潜力，同时也为你敲响了衰老终将降临的警钟。请用务实的态度对待书中提出的建议，避免成为痴呆症患者基数中的一员。经常回看本书有利于帮你校对方向。

如果你已经欣然接受了本书提供的某些建议，那么你已经拥有了一个良好的开端。护理计划应该如何制订？其决定权完全掌握在你自己的手里。如你对训练内容感到厌烦时，不妨在计划中添加一些感兴趣的活动，保持一颗热忱的心，不要让你所珍视的人与回忆被疾病抹去。

将你要做的训练活动列成清单贴在冰箱上，至于那些需要多花费一点时间的活动，提前预估时间并合理分配。保持务实的态度，同时留有一定程度的弹性。短期目标的不断实现最终筑成你的成功。

- 规划活动日程。吃早饭、阅读，选择你今天要完成的三项任务，如社交、呼吸新鲜空气等。
- 定期接受体检，严格遵守医嘱。（身体健康也会影响脑健康）
- 时不时打乱自己的日程表计划，让大脑跟上你的步调。
- 请求他人帮忙监督你完成任务计划。（互相监督拍档）
- 拥抱健康生活。补充营养，坚持体能与智力训练，保持自己思维清晰、充满活力。
- 发现并改正自己的不良习惯，以防带给身体负面影响。
- 笑口常开。从图书馆借阅一些娱乐丛书与电影DVD。
- 多散步。养成阅读的习惯，哪怕是杂货店的食品标签、教堂布告，甚至是垃圾邮件，只要放在手边的东西都可以拿来翻阅。
- 坚持贯彻你的价值观，并不断追求自己的目标。

 护理计划：记录生活的重要瞬间

将美好瞬间记录下来是非常好的习惯。我们或许都有同样的感觉，那些直击心底的画面并不来自生命中的重大事件，反而是日常的、琐碎的点点滴滴在脑海中挥之不去。想想看，倘若这些记忆能够被如实记录，那么即使步入晚年，也能够据此分辨幻想与现实，无论对于你还是护理人员来说，日记都具有重要的参考价值。

现在就开始动手收集生命中那些充满意义的纪念品吧。每当新的细节浮现在脑海中，立刻动笔将它们转换成文字。终有一天你会意外地发现，这些看似不起眼的记录，不知何时竟成为了你和你家人最珍爱的宝贝。

着手制作影集与剪贴簿。制作一个记事簿，随手记下美好的家庭瞬间，包括重要时刻、欢度节日、好友聚会、祖辈趣事等。

 明天不如去做点别的事

我的病人中不乏早期脑功能衰退患者，其病因多为长期药物滥用或其他不良生活习惯。尤其是年龄段在20～40岁区间的患者，他们的情况就更加不容乐观，因为他们将面临长期的脑损伤隐患。

如果你发现自己与下列病例有相似情况的话，请立即采取应对措施。即使是简单的改变也可以重寻脑健康的平衡状态。

史蒂夫，38岁，单身。职业是信息程序员，居家工作者。一段时间以来，他感到自己的工作产出明显下滑。由于经常错漏编程步骤，他需要反复检验他的工作成果，因而工作时长也随之增加了。由于惧怕失去自己的认知功能，史蒂夫焦虑起来。他试过做填字游戏来训练大脑，可收效甚微。对于史蒂夫来说，眼下当务之急是将更多的时间和精力投入到社交、益智训练与体能训练等刺激性活动中，从而激活脑功能。他已经决定明天起开始做点不一样的事情。

艾米丽，在诊所附近的办公楼任职，是一位秘书。由于工作压力过大，导致她无法专心工作，因此就其个人情况向我咨询。她无法适应使用最新电脑系统进行工作，而且感到自己的记忆力大不如前。由于工作过劳，她整晚整晚地倒在床上看电视。在我的建议下，她开始每周去健身房做运动，午餐时间和同事一起散步，借阅一些流行读物。这些变化使她受益匪浅，她更加自信、机敏，有勇气去面对职场挑战。

你的自白。"本人今年___岁。我的生活方式用一句话来总结就是___。通过阅读本书，我意识到应该做出改变___。我渴望守护自己的脑健康，并且已经选定好30项我可以立即实践的活动。从今天开始，我要开始全新的生活。"

 幸福是你的选择

"如果幸福快乐你就拍拍手，那么开心将洋溢在你的脸上。"这是一首儿歌的歌词，没有人不渴望快乐满心间，而脑健康是收获幸福的关键。

幸福并不仅仅只是转瞬而逝的感触。幸福是能够笑看生活中的美好与挫败，并尽己所能追求高品质的生活。它帮助我们实现人生目标，甚至延长我们的寿命，我们会感到身心舒畅，充满活力，富有同情心，幽默风趣，豁达开朗。或许，我们的幸福也能够感染周遭的朋友、家人和同事。

有些人追求幸福而不得，那是因为他们搞错了追逐的方向，幸福不能与物质、权力画等号，只有具备良好的心态、得体的言行与精神健康，你才能寻得幸福的影子。

启动你的"幸福神经递质"

当人脑释放多巴胺、五羟色胺、内啡肽、催产素时，人们感到沐浴在幸福的光华里。但这些神经递质有时会处于休眠状态，不过你可以把它们唤醒。当你明白这些神经递质的影响原理后，也就自然而然地理解为什么心情会起伏不定了。

　　多巴胺使你充满干劲，去追求自己的理想。当你达成目标时，多巴胺的释放使你浑身如闪过电流般兴奋异常，各个神经元互相连接，大脑回路被激活，并准备好下一场战斗。与其只在目标真正达成那一刻才长舒一口气，不如在努力的过程中设下不同的里程点，以频繁分泌多巴胺。如果你是领导者或雇主，可以利用贺卡或美食嘉奖你团队的成就，通过这种方式让他们获得认同感，释放多巴胺，从而鼓励他们在日后的工作中再接再厉。大麻同样会促进多巴胺产生，从而产生快感，但服食大麻会使人上瘾。由于多巴胺的分泌，当人们聊起自己的事情时如同打开了话匣子一般一发不可收拾。拖延、自我怀疑、缺乏热情与多巴胺水平低有关。

　　自信会促进五羟色胺的产生。当你自我感觉良好时便启动了它的开关，而当你感到孤独、难过时，它便重回休眠模式。因此随时给予自己积极的心理暗示有助于提升五羟色胺水平。当你度过了非常不顺利的一天后，请回想下过往的成就与幸福时光。另一种促进五羟色胺释放的途径是小憩一下，或到室外晒20分钟太阳。当皮肤吸收紫外线后，会分泌五羟色胺、合成维生素D。过度暴露在紫外线下有损健康，因此要控制阳光照射时长。对他人心存感恩之心，吃香蕉、保障充足睡眠，都有利于提高五羟色胺水平。

　　内啡肽可减缓由物理损伤或突发事件引发的疼痛感与精神压力。当痛感达到顶峰时，内啡肽分泌使人产生欣快感，从而发挥镇痛作用。内啡肽同样可以舒缓焦躁感与抑郁情绪。好消息是，通过放声大笑和锻炼身体也可以促进微量内啡肽分泌。当你感到快被繁重枯燥的工作压垮时，不妨收看一些喜剧节目来调节情绪。精油(香草、薰衣草)与黑巧克力都可以帮助提高内啡肽水平。

　　相较于上述几种神经递质，催产素的效用略有不同。**催产素可增进信任感和亲密感。**催产素也被称为"爱意荷尔蒙"，因为它可以提高社交能量水平。当母亲哺乳婴孩时，她和婴儿会同时释放催产素，使彼此更加亲密。给别人一个大大的拥抱，或精心准备一份礼物，这样不但会增进人际关系，同时可提升你的催产素水平。

完美收尾

也许是一时心血来潮，也许是懒散拖延，人们很容易把自己下定的决心抛到九霄云外。仅仅只是暂停几天的脑健康护理计划，最终可能会演变成彻底的荒废（这是你我心照不宣的秘密）。下定决心保护自己的脑健康犹如开启一场马拉松长跑，起跑容易，奔向终点却难得多。通常，我们缺少的不是时间，而是耐力与方向，这才是症结所在。

不要轻言放弃，这不是对待生活的正确态度。正如查尔斯·斯温道尔所言，"我们已逐渐迫近'坚持无望所以放弃'的心态了。"饮食节制要自律，所以还不如不减肥；学校生活太枯燥，所以干脆中途辍学；社交麻烦多，所以直接选择逃避；维系婚姻很难，所以我们一拍两散；职场打拼太艰难，所以想法子跳槽；智力训练日复一日太繁琐，所以欺骗自己目标已达成，行动可以中止。

持之以恒，离不开自律的生活态度。多数人开始时一鼓作气，而当新鲜劲儿过去后，剩下的只有拖延症了。请务必坚持脑力提升训练，绝不要轻易言败。

记忆作为精神领域的守卫者，利害攸关，为了你和家人的幸福，在一切为时太晚之前，多多关心自己的身体健康。

通常，我们会对竞赛选手或是即将结束职业生涯进入退休生活的人，或是逝者表达哀悼时说出"完美落幕"这种赞美。动力使我们加足马力，而良好的习惯才是实现目标的真正保障，对记忆力的护理是一项终身投资。

步履不停

步履不停，

即使电闪雷鸣，

骇浪惊涛，

疾风暴雨。

步履不停，

即使老友分别、困难重重，

入不敷出，

前途未卜。

步履不停，

即使心余力绌，

即使生活日异月殊，

即使关系如履薄冰。

步履不停，

言辞恳切、情意深长，

散发光热、生机勃发，

横戈立马、临危受命。

陪伴你勇往直前的，

是三两好友的笑声依旧，

是如小山般的书信往来，

是守护神的冥冥庇佑。

勇往直前，

你如一叶劈波斩浪的扁舟，

探寻海底宝藏，

不要怀疑，你一定可以，

只要你步履不停。

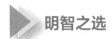

明智之选

曾翻阅过的书，曾收看过的电视节目，曾相遇过的人，这些过往的点点滴滴散落在脑海中的各个角落。人们通常更容易记忆简短重要的信息，或重复性输入的知识。意识选择出相关记忆，我们再根据亲身体验赋予其情感。我幼年时常去一间小型教堂做礼拜，因而长大后每每走进一间小教堂，便感到内心平静安宁。记忆影响我们的生活态度与日常行为，如倾向于对某类人群产生好感。孩童时代曾结识过许多虔诚慈爱的长辈，因此长大后与比我年长的人相处起来很容易。

有趣的是，即使是同一对父母抚养长大的几个孩子们，他们对家人、童年的回忆完全不同。记忆筛选、存储系统因人而异。我至今还记得父亲带我去骑马、母亲轻抚我的头的画面。伴随回忆洋溢出的情感总是那样美好，同父亲一起骑马是何等趣事啊！每每想到母亲，都如同沐浴在母爱的光华中。

记忆无可替代，因为它给予我们生之意义，赋予我们面对困难与悲伤的勇气，使我们的社交生活丰富多彩，时刻提醒我们与所爱之人相处的点点滴滴以及人生中的光彩时刻。记忆不需任何花费，但它的价值无法估量。

　　我感激记忆的历久弥新，犹如私人日记般储存在我的大脑中。我永远不想失去它们，因此会尽我所能去保卫自己的精神领地。希望我的勇气可以传递给你。跟随本书提供的实践指南去训练大脑，不断进入你的记忆银行贮蓄美好回忆。这些投资将成为你珍贵的个人财产。

后记

不知你是否留意过，无论是电影、书籍还是讲演，都习惯用一句话做总结以升华主旨。本书也不免落入俗套，在此奉上一句简短的结语——尽己所能降低脑功能下降的风险。这是一条行动口号，它鼓励人们理智判断，守卫记忆防线，保卫自己的精神领地直至晚年。

本书提供的建议与观点旨在充实你的头脑，为你的脑健康护理提供理论支撑，并鼓励你将之付诸行动，希望它们对你的情况有所裨益。悟已往之不谏，知来者之可追，如今的你在面临选择时已然能够理智做出判断。

但愿世间所有人都能够幸福终老，但愿世间所有人都能够善待自己。每当日暮降临时，你内心平静而安宁。上帝赐予你爱与希望，你理应将这份福祉传递给他人。将每一天都视作全新的机遇，理智地做出选择，以保护你的精神、情绪、身体与脑功能健康吧。

附表

附表 A：大脑与记忆

敬告读者：本附表涉及专业术语较多，理解起来或许有些困难。但是通过下文的大脑常识科普，读者可以对于大脑结构的复杂性、易伤性及其潜能形成一个更加完备的认知。

本书不能作为任何病情推断参考或专业疗法指南，如读者身体出现不良反应，请先咨询专业医生。即使是某些常识性的小问题也请以医生建议为主。当你需要做病情诊疗、病情预后推测时，请谨慎考虑多方面因素，因个体间差异性、重合因子、反常现象、知识更新等原因，本书不能视作业界权威论著。

 健康大脑的衰老

- 由于基因与表观遗传因素的影响，有些人即使步入晚年，他们的脑功能依然可以保持高效运转状态。
- 个体间携带的基因信息不尽相同，如某些人的19号染色体中载脂蛋白E（APOE）含量会比一般人高。
- 表观遗传因素方面，坚持体能训练、益智训练、健康饮食、补充营养可有效对抗精神压力。

 ## 脑解剖结构一览

大脑不同区域所储存的记忆种类繁多。人类关于神经系统与不同种类记忆间如何连接整合的认知有限，某些大脑区域（如背外侧前额叶与海马体），对于记忆的形成与存储起关键作用。

- ● 大脑。
  - ● 大脑皮质与脑叶。
    - ▪ 额叶——与记忆、词汇、推理、人格形成、智力、运动、语音环路（新词汇信息处理）、新记忆的形成（外显记忆）有关。
    - ▪ 顶叶——与语音环路、演讲、感官、注意力有关。
    - ▪ 颞叶——与听觉、视觉、海马旁回有关。
    - ▪ 枕叶——与视觉信息有关（脑岛——记忆整合）。
  - ● 胼胝体——连接大脑左右半球。
  - ● 大脑边缘系统。
    - ▪ 海马体——与额叶一起参与新记忆的形成，与外显记忆有关（事实、事件）。
    - ▪ 海马旁回。
    - ▪ 杏仁核——与情绪记忆有关。
    - ▪ 伏隔核与扣带回。
  - ● 基底核。
- ● 间脑。
  - ▪ 丘脑和大脑内层皮囊——除嗅觉外接收整合其他感官冲突的中继

站，前嗅核与记忆力有关。

- 下丘脑——调节内脏活动、战斗或逃跑心理。垂体位于丘脑内，可调节内分泌腺活动。

- 脑垂体——调节内分泌功能。

- 松果体——分泌褪黑素。

● 脑干。

- 中脑——与视觉、听觉、协调反射有关，负责分泌神经递质（五羟色胺、肾上腺素、多巴胺），人脑中继站，控制呼吸速率。

- 延髓——接受传送感官与运动神经信息。

- 小脑——协调随意运动、内隐记忆（无需回忆的条件下自动存储的记忆）。

● 与记忆功能有关的人脑其他区域。

- 楔前叶——位于脑部后方，最先获取记忆，可启动或关闭额叶功能。

- 梅内特基底核——阿尔茨海默病、早期认知功能下降与该区域受到损伤有关。位于基底前脑，核内含胆碱能神经元，神经元纤维投射至海马体、杏仁核、新皮质，与淀粉样蛋白、蛋白质沉积理论和载脂蛋白E（APOE）理论有关。

BDNF（脑源性神经营养因子）

● 由BDNF基因编码蛋白质。

● 随着突触增殖与神经传导而增加。

● 随着神经可塑性与神经递质系统发展而增加。

人脑

● 人脑是中枢神经系统的一部分。它能够接受、整合、发出信号。

● 人脑各部分——大脑、大脑皮质、边缘系统、基底核、间脑（内含丘脑、下丘脑、脑垂体、松果体）、中脑、脑桥和延髓、小脑。

● 人脑细胞种类及数目超过人体其他器官细胞、种类的总和。

● 灰质由神经细胞体与纤维组成，白质由有髓神经纤维、纤维束组成。

脑部区域功能一览

● 大脑。

  ● 大脑半球可分为4个脑叶。

    ■ 额叶——与肌肉运动、记忆、人格形成有关。

    ■ 顶叶——与感知有关，如触觉、同感、压力、温度。

    ■ 颞叶——接收整合听觉等感官信息。

    ■ 枕叶——加工转送视觉信息。

  ● 脑叶是人脑的逻辑中心。

  ● 边缘系统是人脑的情绪控制中心。

    ■ 扣带回——与过度担忧、抑郁有关。

    ■ 伏隔核——与成瘾有关。

    ■ 杏仁核——与愤怒、创伤后应激障碍有关。

    ■ 海马体——与情感记忆有关，患创伤后应激障碍会导致海马体病变。

  ● 基底核——尾状核与强迫性思维有关。

● 间脑。

● 丘脑——转送感知信息，前嗅核与情绪、记忆有关。

● 下丘脑——通过脑垂体将神经系统与内分泌系统相连结。

● 脑垂体——分泌荷尔蒙以调节内分泌功能。

● 中脑与神经递质分泌——所有情绪冲动都是由生理因素刺激造成的。神经递质（五羟色胺、多巴胺、肾上腺素）与情绪变化息息相关，精神药物正是通过调节这类化学物质水平从而调节人体情绪。

● 小脑——调节肌肉、运动神经，压力，精神负担会损伤小脑。

▶ 树突

树突是神经元的一部分。树突用于接收信息，轴突用于发送信息，每一个神经元中有许多树突，神经元通过接收面来传入其他神经元信息，而其面积的95%是由树突组成的。

树突密度随着年龄、压力、疾病、身体损伤而逐渐稀疏。教育是增加树突数量的最佳方法。

▶ 记忆

过往通过编码、存储和回忆重新浮现。记忆包括短时记忆与长时记忆；情景记忆与语义记忆；潜意识记忆与有意识记忆。记忆通过重组、联想和重演而逐渐加深。

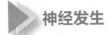

神经发生

神经发生指神经细胞的增殖与发育。它的增长受以下因素影响：

● 体能训练可增加脑部供氧。

● 益智训练与心理训练。

● 精神病药物或其他药物——如抗氧化剂（ω-3脂肪酸）、维生素C、维生素E、维生素D、维生素B_6、维生素B_9、维生素B_{12}、咖喱（姜黄素）、锂补充剂和抗抑郁药物。

● 减压。

神经元

神经元是位于中枢神经系统与外周神经系统的神经细胞。神经元由一个细胞体、尼氏体、一个轴突和许多树突组成。神经递质或化学信使就储存在神经元间的突触里。

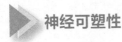

神经可塑性

神经可塑指人脑结构可变性，可塑过程通过脑细胞间新连接的建立而完成。通过益智训练与睡眠，细胞间神经突触数量会增加，而这些会改变脑结构，从而扩充记忆存储量。

神经递质

失去神经递质，我们将无法感受或思考。生理反应刺激情绪波动，而神经递质恰恰是该反应中的一环。

神经递质是一种由氨基酸组成的化学物质，负责将一个神经细胞的神经冲动传递给另一个细胞。神经肽（内啡肽、脑啡肽、强啡肽）也属于神经递质，它们是人体天然的止痛剂。

精神药物通过调整神经递质，达到改变受体、离子迁移、第二信使系统、脑源性神经因子与细胞核内DNA信息的疗效。

压力与记忆力减退

压力催生更多的压力。慢性压力难以完全消除，却可以减缓。精神压力大的人群极易吸烟成瘾、酗酒、药物上瘾，这些不良习惯会加速人脑与身体衰老过程。慢性压力会降低记忆力水平从而增加患阿尔茨海默病的风险。

由于慢性压力作用导致皮质醇含量升高，脑源性神经营养因子含量随之减少，使得前额叶皮质与海马体中神经元数量下降，最终致使记忆力水平下降。

突触

突触是连接神经细胞的枢纽。当神经元接受神经脉冲后，神经递质或化学信号经突触前轴突末梢释放，随后在突触或突触间隙中传播扩散，最终被另一个神经元树突的突触后受体接收。

附表 B：阿尔茨海默病、痴呆症与认知

 运动与认知功能

缺乏锻炼会导致脑容量下降，这种生活方式会显著增加罹患阿尔茨海默病的风险。锻炼身体有助于增加脑容量，经对比发现，爱运动人士的灰质体积为663毫升，而喜欢宅在家里的人群灰质体积为628毫升。

 成瘾与痴呆症

成瘾亦为痴呆症一大风险因素（食物、吸入剂、性、尼古丁/吸烟、酒精、药物、冰毒、可卡因、新型毒品、海洛因、迷幻药、THC等成瘾）。如酗酒会导致脑容量降低，过度依赖或强制戒瘾会导致严重的身体和精神伤害，甚至危害社会。

 衰老引起的记忆力损伤

记忆力下降现象在55岁以上的人群中非常常见，通常以记忆断层这种形式出现。考虑到年龄因素对记忆的影响，该类记忆力下降属正常现象。通

常，关乎个人信息和较为久远的记忆反而保存度较好。同时认知功能、心因运动机能、反应速度、任务处理能力、视觉空间技能等方面也会出现滑落。衰老所引起的记忆力下降对日常生活影响不大。

 阿尔茨海默病

阿尔茨海默病常见于65岁以上的老年人群体，但也有5%的患者年龄低于65岁。除年龄因素外，阳性家族史、头部创伤、唐氏综合征、心脏病等均为患病风险因子。阿尔茨海默病至少导致两种认知功能水平大幅度下降，且损伤难以逆转，如失语症（词不达意）、失认症（认识不能）、失用症（运动不能），执行能力下降。

从确诊阿尔茨海默病到死亡的病程平均为8年，但是一般病程可持续4～20年，干预治疗可显著改善病情。

阿尔茨海默病包括：

● 侧脑室扩大，脑萎缩。

● 不正常形成淀粉样斑块、tau蛋白异常磷酸化。

● 梅内特基底核中乙酰胆碱神经元受损。

● 1号、14号、21号染色体中淀粉样前体蛋白（APP）缺陷，19号染色体中载脂蛋白E（APOE）缺陷。

阿尔茨海默病——检测方法

● 磁共振成像（MRI）可显示海马体体积缩小的程度，从而判断临床进展以及预测治疗效果。

- 正电子发射计算机断层显像（PET）。
  - 通过计算机协助，利用X射线追踪病人体内的放射性物质，从而研究人脑生物活性。
  - 通过扫描氟代脱氧葡萄糖在人体内的分布，从而判断病情进展。
  - 通过对碳[11]进行PET成像，可发现脑内斑块（考虑抗淀粉样蛋白治疗方法）。
- 脑脊液中的生物标记物——tau蛋白、β-淀粉样蛋白（Aβ）。
- 基因标志——载脂蛋白E4（APOE4）。
- 认知功能评估量表是阿尔茨海默病的主要诊断工具，临床认知水平检验内容包括失语症、失认症、失用症，执行功能紊乱，身体震颤，记忆提取能力受损，信息加工、抽象概念理解、编排重组能力下降，组织计划能力下滑。

 阿尔茨海默病——病情发展阶段

- 阶段1——没有察觉痴呆症症状、无记忆力问题。
- 阶段2——记忆力非常轻微的下降：可察觉记忆力减退，通常将该类现象归咎于年龄因素。
- 阶段3——记忆力轻微下降：明显可见记忆力与认知能力减退，词不达意，记不住人名，组织计划能力下降。
- 阶段4——记忆力中度下降：难以理解算数、经济问题，忘记人生经历的某些细节，短时记忆丧失。
- 阶段5——记忆力中重度下降：日常活动需要他人协助完成，困惑，想不起个人基本信息。

- 阶段6——记忆力重度下降：需要长期看护，情绪激惹、冷漠，意识不清，人格改变，过往记忆模糊，膀胱和肠道功能丧失。
- 阶段7——最终阶段：失去交流能力，病情严重程度达到顶峰。

 ## 抗组胺药与痴呆症

- 对于痴呆症患者来说，服用多种抗组胺药需慎重。因为抗组胺药会加剧老年人的困惑情绪。
- 抗组胺药有轻微的抗胆碱能活性（抗胆碱剂可阻断人脑神经递质乙酰胆碱），因此该种药物可缓解痴呆症患者的不安情绪。
- 如患者患有青光眼、良性前列腺增生、胃肠道梗阻、膀胱出口梗阻等疾病时，请慎用抗组胺药。

阿尔茨海默病生物标记物

阿尔茨海默病无统一确定的生物标记物，下列神经化学物质指标可用于评估确诊阿尔茨海默病：

- 脑脊液中的β-淀粉样蛋白与tau蛋白。
- MRI（阿尔茨海默病会导致脑皮质与海马体中神经细胞数量大幅减少）。
- 将β-淀粉样蛋白与糖代谢通过PET成像。
- 血清中载脂蛋白E等位基因与阿尔茨海默病关联。
  - 无等位基因——到80岁时患阿尔茨海默病概率为15%。
  - 一个等位基因——到80岁时患阿尔茨海默病概率为50%。

● 两个等位基因——到80岁时患艾滋海默症概率为90%。

选择

选择是人们权衡利弊后，通过个人意志传达行动指令。选择、基因遗传信息、环境因素共同作用可加速或减缓痴呆症病情发展。

认知延迟/功能损伤——评估量表

考虑到婴儿潮时期庞大的人口基数与阿尔茨海默病在老年人群体中风险加大，轻微认知功能损伤，即记忆力与思维能力下降，已然成为令人担忧的问题。

康瑞福林（Cerefolin NAC）已被证实可有效治疗早期认知延迟症状。据此可确认维生素族群、乙酰胆碱氨基酸前体有助于缓解早期记忆力减退问题。

早期认知障碍转向痴呆症的预测诊断工具包括：

● **临床晤谈**——观察个体记忆力损伤情况、认知功能水平受损情况。

● **血液、脑脊液测试**——载脂蛋白E基因分型、β–淀粉样蛋白、脑脊液中的淀粉蛋白样与tau蛋白。

● **神经心理测验**——简易智力测试、蒙特利尔认知评估量表及其他。

● **神经放射检查**——PET扫描、全脑及海马体MRI体积测定、磁共振波谱分析（MRS）。

认知功能测试

● **文字记忆**——患者重复医生所给出的15个词汇，并将这15个词汇重复5遍。

- **工作经验**——给病人一系列逐渐增大的数字，要求病人将这些数字按从小到大的顺序复述一遍。

- **动手速度**——60秒之内，要求病人以最快速度将100枚塑料硬币投入收纳盒中。

- **语言流畅度**——60秒之内，要求病人尽可能多地说出同一语义类别中的单词。另起60秒，要求病人尽可能多地列出以所给定的字母为首写字母的单词。

- **推理与问题解决能力**——同时向病人展示两幅图片。每张图片中都立有一根短桩，其上挂有3个颜色不同的小球，且两幅图片小球排列顺序不同。请给出移动次数最少的方案，使其中一幅图片与另一幅图片小球悬挂顺序一致。

- **注意力与信息处理速度**——要求病人快速判断简单的图片规律，做简单的决策判断测试，以及简单的数学计算，以最快速度完成小任务。

- **情绪分散与情感记忆**——给病人20个单词，其中10个为无情感名词（如水果、蔬菜），10个为可触发情绪波动的词汇（如罗曼蒂克、癌症）。首先要求病人一次性回忆20个单词，随后按照两种类别将它们分别背诵出来。

间隔一段时间后，在之前的单词基础上再给出20个单词，要求病人在这40个单词中找到最初给定的20个单词。背诵单词环节限时5分钟，识别单词环节限时2分钟。

- **情绪控制测试**——在纸上用不同颜色的墨水列出4列单词（中性或带有情感意味的单词）或标记物。要求病人按顺序分别读出单词或大声说出单词对应的墨水颜色。每张纸限时30秒，测试标准是病人在控制环境下识别可触发情感单词的墨水颜色的能力。

衰老导致的认知功能衰退而非痴呆

● 对日常生活影响不大。

● 记忆力、认知能力减退，记忆缺陷。

● 心因运动技能退化、反应速度变慢、任务处理能力下降、视空间能力
  丧失。

 痴呆症

痴呆症是多种认知缺陷共同作用的结果，如记忆力受损，情感困惑，计划、组织、排序、语言、抽象概念理解能力下降，运动技能损伤。初始阶段起病较轻，随病情发展逐渐严重。

 常见痴呆症

大脑物理结构改变会引发痴呆症。相同致病因素与反常症状使得该种疾病难以确诊。某些痴呆症（如因感染、毒素摄入、新陈代谢、身体状况欠佳、常压性脑积水引发的痴呆症）是可逆的。在此择取一些最为常见的痴呆症类型供读者阅读。

● 酒精性痴呆。

● 除酗酒外，其他因素也会导致酒精性痴呆。

● 由于大脑缺乏维生素B_1，而引发韦尼克—科萨科夫综合征。起病阶段伴发急症韦尼克脑病，病人行走困难、眼球震颤、认知功能紊乱（可能出现情感困惑、虚幻记忆）。科萨科夫综合征为慢性酒精

中毒症状。

- 相较于其他痴呆症而言，酒精引发的持久性痴呆症状不典型，现已证明该病病因为酗酒。

● 阿尔茨海默病。

弥漫性脑萎缩、脑部老年斑数量增多、神经纤维缠结、淀粉样蛋白沉积、脑室扩大均为阿尔茨海默病表现。乙酰胆碱是受冲击最严重的神经递质。

- 风险因子——年龄（65岁以上）、阿尔茨海默病一级亲属以及脑部创伤，早发型患者病情发展更快。
- 该病是最常见的一种痴呆症，在所有痴呆症中占比60%～80%，60岁后每5年患病概率翻倍。
- 失语症、失认症、失用症、执行力下降。
- 老年斑、神经细胞下降、突触减少、神经颗粒空泡变性。
- 与1号、14号、19号、21号染色体和载脂蛋白E有关。
- MRI成像显示脑萎缩，有时需借助基因分型鉴定病情。
- 脑萎缩、脑室扩张。

● 克雅病。

- 进行性痴呆，病情发展快、罕见，传染性致病因子为朊病毒。
- 记忆力减退、人格改变、产生幻觉、肌肉痉挛。
- 脑电图出现慢波，弥漫性异常，脑电波左右对称，波幅有规律性。

● 法尔病。

人脑基底节区钙化，原因不明。其症状包括帕金森常见症状、异常不自主运动、舞蹈病、肌张力障碍、共济失调、痴呆、抑郁、精神分裂样障碍。可借助MRI扫描予以诊断。

● 额颞叶痴呆。

早老性痴呆（Pick综合征）、本态性进行性失语症、行为变异性额颞叶痴呆等痴呆症均不约而同地出现额叶、颞叶内神经胞体退行性变化。额颞叶痴呆的其他症状还包括发病年龄早，行动能力、社交技能丧失，行为改变，语言能力受损甚至演变为缄默症，其他亚型疾病可最终演变为运动功能障碍。

- 发病年龄早。

- 起病症状——人格改变、行为变化。

- 抑制不能、进行性失语症、语义性痴呆。

- 皮层基底节变性、神经元数量减少、胶质增生、海绵样变性、存在Pick小体、额颞部不对称性局灶性萎缩。

- 不排除遗传因素影响——9号、17号染色体。

● 艾滋病1型痴呆症。

10%的艾滋病患者会受到该类痴呆症影响。艾滋病通过HIV病毒侵入大脑，此时游离基形成，细胞内钙含量上升。其他相似的有机物也可引发脑功能改变（如弓形虫、新生隐球菌、巨细胞病毒、单纯疱疹病毒、水痘病毒、梅毒螺旋体、结核杆菌、卡波西肉瘤、念珠菌、腺病毒Ⅱ、丘疹病毒、曲霉菌、球虫病、MAC、根霉菌、枝顶孢霉属、利斯特菌、诺卡菌）。

艾滋病1型痴呆症症状包括脑功能下降，记忆力、注意力减退，情绪激惹，反应迟缓，人格改变，推理功能下降，脑部化学物质与物理结构改变，沉默，认知功能缺陷，抑郁，躁狂症，精神错乱，产生自杀想法。

● 亨廷顿痴呆。

亨廷顿痴呆是一种以认知功能紊乱、精神失常、行动能力受限为特征的常染色体显性遗传疾病。起病阶段尾状核出现退行性变化，随后逐渐发展至豆状核区域。通过MRI成像可见尾状核、豆状核萎缩，PET扫描可见纹状体代谢减退，通过基因测试可以诊断。

该病以记忆力下降、视空间能力损伤、对新事物及问答理解不能为表征。精神方面则出现人格改变、冷漠、依赖他人、冲动、以自我为中心、控制力下降、抑郁（可早于痴呆症病发数年）、精神错乱、轻躁、间歇性发怒、性行为改变等变化。

- 50%的亨廷顿痴呆患者会出现精神问题（易怒、冷漠、抑郁），运动症状则包括辗转不安、身体僵硬、手指屈伸、猝然肌肉抽动，后期症状为面部肌肉抽动呈怪相、点头、精神失常、运动不能、肌张力障碍、吐字不清。

- 与4号染色体、常染色体、显性基因、三核苷酸串联重复有关。

- 皮质下脑室扩大，生长激素水平升高，多巴胺、神经激肽、纹状体内丁氨酸与乙酰胆碱含量下降。

- 出现舞蹈样动作，肌张力亢进。

● 甲状腺功能引起的认知减退。

- 促甲状腺激素水平升高，甲状腺素血清总甲状腺素下降。

- 肥胖、便秘、发质粗糙。

- 心情沮丧，无精打采。

- 认知过程缓慢，出现脑雾。

- 通过治疗，损伤可逆。

● 路易体痴呆症。

路易体痴呆症是由于脑细胞异常聚集而导致的进行性痴呆症。这些聚集体被称为路易体，由 α －突触核蛋白组成。除认知缺陷外，该病还出现下列症状：

- 运动功能损伤表征与帕金森病相似，运动迟缓，静止性颤抖，步态摇摆，齿轮样强直。

- 波动性认知功能损伤，真视性幻觉，视觉信息扭曲，错觉，警觉变化。

- （REM）快速眼动，睡眠障碍。

- 自主神经系统紊乱。

- 神经阻滞剂疗效不明显。

● 神经梅毒性痴呆。

荧光密螺旋体抗体吸附试验（FTA-ABS）可用于检测梅毒螺旋体（梅毒致病因子），该病另一特征为阿·罗瞳孔（Argyll Robertson综合征），即靠近物体时瞳孔缩小，而在强光照射下不会缩瞳。

● 常压脑积水。

此类精神障碍主要以认知功能缺陷、行动不便、尿失禁三大症状为主。病因包括脑脊液流动障碍、脑脊液吸收不足、蛛网膜下隙出血、脑部创伤、脑膜炎、脑炎、癌症。

- 精神涣散，判断力、学习能力、视空间能力均下降。

- 步态迟缓，迈步小。

- CT扫描可见脑室扩张，脑室造影可见脑室内脑脊液回流。

- 治疗方法包括腰椎穿刺，使脑脊液流出。

- 通过治疗可改善或治愈认知功能缺陷。

● 帕金森病。

- 发病年龄区间为55～60岁。

- 50%的患者有抑郁症，35%的患者出现痴呆症状。

- 震颤，行动迟缓，肌肉强直。

- 神经元数量减少。

● 进行性核上性麻痹与痴呆症。

该病属额颞叶痴呆症亚型病，该病典型特征为运动能力受损较严重。病人出现行动迟缓，颈部强直，构音障碍，言语困难，眼球运动障碍，言语记忆缺陷，计算能力、信息处理加工能力下降等症状，但无失语症、失认症、失用症表现。病人情绪淡漠、激惹，出现强迫症行为。

病因多为纹状体多巴胺水平与脑皮质乙酰胆碱数量下降，但不排除如中央神经系统感染、毒素侵入、慢性硬脑膜下血肿、结缔组织病变、内分泌失调、代谢病、维生素B缺乏、药物滥用、高钙血症等因素致病的可能。不过从病因上看，这种痴呆也极有可能是阿尔茨海默病或血管性痴呆，或二者兼有之。

● 颅内创伤痴呆。

创伤性颅脑损伤的主要原因是脑部遭受震荡冲击或撞击，通常与交通事故或饮酒有关，颅内损伤会扰乱脑部功能运转。最常见的三大病因为高处坠落挫伤、硬膜下血肿，以及因车辆突然加速或减速导致的弥漫性轴索损伤。

轻微颅内创伤可见于脑震荡后综合征，症状包括短暂失去意识、精神涣散、信息加工能力受损、头痛、疲劳、失眠症、头晕、记忆力损伤、对光和声音敏感、耳鸣、焦虑不安、抑郁、情绪激惹。

- 颅内创伤可导致痴呆，同时也是阿尔茨海默病的致病因子之一。
- 如失去意识时长不超过30分钟，则可认定颅内损伤程度较轻。但短暂失去意识可降低信息处理能力。
- 情绪低落、狂躁、神经失常、控制欲强、焦虑障碍、攻击性（因为小事而突然大发脾气）等症状偶有发作。
- 颅内创伤痴呆——认知过程减慢，注意力不集中，行动力、记忆力下降，人格改变，如行事孩子气或情感上过于依赖他人，对社交活动、兴趣爱好热情减退，我行我素，辗转不安，精神失常。
- 额叶综合征也可能出现颅内损伤。眶额综合征通常以控制不能、精神涣散、依赖他人为特征；背外侧综合征以情绪淡漠、反应迟缓、缄默为表征；前颞叶综合征、眼眶下综合征患者则情绪激惹、胆小、自我逃避、丧失抑制力。

- β–淀粉样蛋白数量上升，从而增加携带一个载脂蛋白E基因人群的阿尔茨海默病患病风险。去甲肾上腺素水平升高，钙内流引起神经中毒，谷氨酸含量上升。

● 血管性痴呆（多发梗塞痴呆症）。

通过判断痴呆症状与心血管动脉粥样硬化性疾病的关联度，从而确诊病人是否患有血管性痴呆。根据梗塞位置推断认知功能是否出现缺陷。痴呆症症状通常出现在卒中发作后3个月之内。

- 该病为第二大常见痴呆症。

- 风险因子为动脉粥样硬化性心脏病及其后遗症（高血压）。

- 高血压可能会引发陷窝梗塞、皮质下梗塞。

- 症状包括反应速度减慢、执行力损伤、记忆力减退、视空间能力下降，出现进行性语言障碍、抑制不能、情绪冷漠、理解障碍。

- 病程阶段式发展或突然发作。

- 人格、行为举止逐渐改变。

- 局灶性神经障碍，病情具体情况取决于梗塞位置。

- 脑室周围白质改变，MRI成像显示皮质下出现小面积梗塞，PET扫描或SPECT扫描可以看到多处低代谢区域。

● 维生素B_{12}缺乏性痴呆。

某些类型的痴呆症是由于病人维生素B_{12}摄入不足导致的。不同于阿尔茨海默病，该类痴呆症可通过督促病人服用高剂量维生素B_{12}而治愈。

● 威尔逊病。

威尔逊症，又称肝豆状核变性，是一种常染色体隐性遗传性疾病（可治愈）。受累基因扰乱13号染色体合成蛋白质密码从而导致铜代谢障碍。铜在基底核、角膜（角膜色素环）、肝脏处逐渐累积，于30岁之前发病。24小时尿铜水平上升，铜蓝蛋白含量下降。

- 轻度躁动，运动功能损伤（震颤、身体强直、肌张力障碍、构音障碍、吞咽困难、步态异常），精神症状（轻微记忆力、行动能力损伤，出现锥体外系症状，20%～30%的患者出现抑郁情绪），血清铜蓝蛋白含量降低。
- 该病与13号染色体有关，为常染色体隐性遗传性疾病。

 ## 痴呆症的确诊、评估、区别、病因和治疗方法

- 确诊。
- 认知缺陷——至少出现一项失语症(词不达意)、失用症（步态障碍）、失认症（认识不能）、执行力障碍。
- 社交、工作能力障碍。
- 各功能水平逐渐下降。
- 评估。
- 从身体状况、神经系统、精神状态、看护者提供的信息多方面综合考虑。
- 药物导致认知功能下降（苯二氮䓬类、抗胆碱药、β-受体阻滞剂、皮质激素）。
- 神经心理学测试，实验室数据参考，头部MRI扫描。
- 区别。
- 谵妄——意识不清、警觉障碍，急剧发作，迷惑，症状起伏不定，对外界环境不敏感，情绪时而高涨，时而焦躁不安，真视性幻觉，病因为其他潜在疾病。

- 重度抑郁症——认知功能损伤前病人出现病理性焦躁、缺乏快感、神经心理障碍。

- 常压脑积水——认知障碍，步态失常，尿失禁。

● 病因。

- 阿尔茨海默病——年龄增长、脑部创伤、脑容量下降、脑血管疾病、脂质增加、动脉硬化性心脏病、吸烟、肥胖、糖尿病、房颤、遗传倾向。

- 暂时性脑缺血——年龄增长、脂类疾病、冠心病、心律失常、吸烟等，通过MRI成像确诊脑血管疾病。

- 常压脑积水。

- 内分泌失调——甲状腺功能减退未经治疗（认知能力减退、情绪激惹、抑郁、偏执）、甲状腺功能亢进、库欣病、甲状旁腺功能减退、甲状旁腺功能亢进、缺乏维生素B_{12}。

- 颅内损伤——脑部创伤因剪切力、挫伤、出血、割伤、缺氧缺血引起，顺行性与逆行性遗忘症，整合、接受新信息能力下降，思维能力、注意力减退，流利性失语症、拳击手痴呆症等可引发弥漫性轴索损伤。

- 慢性硬膜下血肿——源于轻度颅内损伤，可导致头痛、思维迟钝、偏瘫、人格改变、控制欲强、失语症。

- 感染——神经梅毒（麻痹性痴呆）伴随情绪暴怒、认知功能衰退，出现幻觉、妄想症，可通过荧光螺旋体抗体试验予以确诊，HIV相关痴呆症主要集中于皮质下方等区域。患者健忘、无法集中注意力，思维迟钝，情绪淡漠，逃避社交，可能出现精神失常。请小心中央神经系统感染以及全身性疾病，因为它们都可能导致认知功能下降。

- 毒素累积——长期酗酒，起病轻微，患有顺行性与逆行性遗忘症，运动功能良好。

- 额颞叶痴呆——65岁前发病，认知功能紊乱，语言能力受损，行为、人格改变。

- 路易体痴呆——以认知功能紊乱与运动功能受损为特征，与阿尔茨海默病、血管痴呆症状有重合，运动功能损伤表征与帕金森病相似，同时出现真视性幻觉。

- 亨廷顿痴呆——4号染色体中三核苷酸串联重复，为常染色体显性遗传疾病。起病阶段症状包括精神涣散，注意力不集中，视空间能力受损，情绪不受控制，记忆力减退，尾状核、豆状核萎缩。后期随着病情发展，症状变为计划和问题解决能力减退，反应迟钝，容易分心，信息加工能力下降，冷漠、抑郁，对生活缺乏热情，人格改变，出现自杀念头，精神错乱，皮质纹状体功能紊乱。

● 治疗方法。

- 生物——针对病因进行药物治疗。

- 行为——通过专业护理人员提供行为治疗。

- 情绪——训练病人应对不良情绪的技巧。

- 认知——脑力刺激益智训练。

- 感官——视觉、嗅觉、听觉、味觉、触觉刺激。

- 社交——居住环境、驾驶能力、安全考虑、监督、行动计划表、日程、帮助记忆索取小提示、居住环境安全性、家庭保姆、膳食搭配、经济问题、为护理人员提供心理教育辅导、借助网络资源等。

 热情消减与早期认知延迟

热情消减是非专业性术语，它指患早期认知延迟的病人会出现热情、自信消减现象。冷漠、缺乏兴趣、忧心忡忡在痴呆症患者中较为常见。

 如何避免早期认知延迟？

下述方法可帮助读者降低患早期认知延迟的风险，使你的记忆牢植于脑海中：避免药物上瘾或过度依赖他人，保持健康的生活方式，排解压力，坚持脑部训练，可能的话可以延长退休年龄，睡眠时间维持在每天7~8小时，明确生活目标，坚持身体锻炼，多与人交流，保持身材，膳食营养均衡，学习知识，切勿过度吸烟、酗酒。

 笑声与认知功能

● 笑声对改善心情、提升认知功能、增进社会归属感多有裨益。同时，它可以舒缓疼痛感、降低糖尿病患者餐后血糖水平，也可提升心血管、免疫系统功能。

● 以下大脑区域参与了笑声：杏仁核、颞叶、左额上回、下丘脑、小脑区、左前额叶（女性中更为普遍）、中脑边缘区（女性中更普遍）。

 精神病学与未来痴呆症确诊方向

未来，医生将不再仅凭患者症状进行判断确诊，而是综合考虑其他众多因素，如神经解剖学、脑成像、分子生物学、基因研究、认知神经科学、精神药理学研究等。

附表 C：大脑助推模块答案

1.你的选择

逻辑推理（第10页）模块答案：是看画者的儿子。

解题思路：正在注视肖像画的男人没有兄弟姐妹，他是他父亲唯一的儿子。因此他是肖像画中的男人的父亲，此刻正在看自己儿子的肖像画。

2.人脑潜能探索

思想史（第23页）模块答案：表格信息均正确。

逻辑推理（第24页）模块答案：哪一条路是正确的方向，对方会说什么？

解题思路：旅行者应该向两个人提问："对方会说什么？"只能说真话的人会指出错误方向（因为对方只能说假话），而不能说真话的人也会指出错误方向。因此，正确的方向应该同两个人回答的方向刚好相反。

4.压力与大脑

历史年代（第55页）模块答案：时间顺序均正确。

历史人物（第56页）模块答案：所有相关信息均正确。

心理学与记忆力提升（第57页）模块答案：所有陈述信息均正确。

5. 焦虑与大脑

音乐（第72页）模块答案：相关信息均正确。

6.科学曙光降临

神经精神病学（第84页）模块答案：所有的定义与概念均正确。

7.目标激活

开拓者的激情与雄心（第95页）模块答案：所有事实均正确。

8.守卫精神领地

数学概念（第110页）模块答案：所有定义均正确。
生物概念（第110页）模块答案：所有定义均正确。

9.生活作业

思维功能（第121页）模块答案：所有陈述均正确。

10.词汇益智训练

文学常识（第129页）模块答案：所有描述均正确。

11.博文强记　强健脑力

文学常识（第137页）模块答案：所有描述均正确。

鸣 谢

在此我衷心地感谢这样一群人。多年来，他们对我的职业发展以及心灵成长，助益匪浅。他们中有神学家、医生、作家、教授、朋友、家人，还有最重要的她——我挚爱的妻子——玛丽·爱丽丝。

特别鸣谢科学记者简·麦克，感谢她悉心为本书的出版编撰手稿。

参考文献

Abaya, Carol. "Is Your Life Being Squeezed?" The Sandwich Generation. http://www.sandwichgeneration.com/.

Achieving the Promise: Transforming Mental Health Care in America. Department of Health and Human Services. January 2003. http://store.samhsa.gov/product/Achieving-the-Promise-Transforming-Mental-Health-Care-in-America-Executive-Summary/SMA03-3831.

Administration on Aging, Administration for Community Living. http://www.aoa.acl.gov.

"Advances in Research." National Institute of Mental Health. 2016. https://www.nia.nih.gov/search/site/advances%2520in%2520research.

"Aging Statistics." Administration for Community Living. https://aoa.acl.gov/aging_statistics/index.aspx.

"Alzheimer's Disease Fact Sheet." Alzheimer's Disease Education and Referral Center, National Institute on Aging. May 2015. https://www.nia.nih.gov/alzheimers/publication/alzheimers.

"America's #1 Health Problem." The American Institute of Stress. http://www.stress.org/americas-1-health-problem/.

"Any Anxiety Disorder among Adults." National Institute of Mental Health. 2016. www.nimh.nih.gov/health/statistics/prevalence.

Basavaraj, K. H., M. A. Navya, and R. Rashmi. "Relevance of psychiatry in dermatology: Present concepts." *Indian Journal of Psychiatry* 52, no. 3 (July–September 2010), 270–75. http://www.ncbi.nlm.nih.gov/pmc/articles/PMC2990831.

BrainyQuote, 2001–2016. http://www.brainyquote.com.

Byrd, Dr. Walter. "Road Under Construction." *Christian Psychology for Today* 6, no. 2 (Spring 1990), 5–6.

"Calculators: Life Expectancy." Social Security Administration. 2016. https://www.ssa.gov/planners/lifeexpectancy.html.

"Caregiver's Guide to Understanding Dementia Behaviors." Family Caregiver Alliance. 2016. https://www.caregiver.org/caregivers-guide-understanding-dementia-behaviors.

Cherry, Kendra. "7 Myths about the Brain." *Neuroscience and Biological Psychology*, January 8, 2016. https://www.verywell.com.

Chew, Grace. "'Tis the Season for Temptations." *Today's Better Life* (Fall/Winter 1991), 88.

"Cognitive Assessment." Alzheimer's Association. 2016. http://www.alz.org/health-care-professionals/cognitive-tests-patient.

Congos, Dennis. "9 Types of Mnemonics for Better Memory." The Learning Center Exchange. http://www.learningassistance.com/2006/january/mnemonics.html.

Cooper, Daniel H., et al., eds. *The Washington Manual of Medical Therapeutics*, 32nd ed. Philadelphia: Wolters Kluwer, 2016.

"Creating a Memory Box," Help for Alzheimer's Families, http://www.helpforalzheimersfamilies.com/alzheimers-dementia-dealing/capturing-memories/memory-box/.

Cutler, N. E., N. W. Whitelaw, and B. L. Beattie. "American Perceptions of Aging in 21st Century." National Council on the Aging. 2002.

"Decade of Brain Imaging." The Library of Congress. 2016. http://www.loc.gov/loc/brain/proclaim.html.

DeMarco, Bob. "The 7 Stages of Alzheimer's." Alzheimer's Reading Room. April 27, 2016. http://www.alzheimersreadingroom.com/2016/03/alzheimers-seven-stages-of-alzheimers-disease.html.

———. "Test Your Memory for Alzheimer's and Dementia." Alzheimer's Reading Room. April 2016. http://www.alzheimersreadingroom.com/2016/04/alzheimers-dementia-memory-test.html.

"Diagnosis of Alzheimer's Disease and Dementia." Alzheimer's Association. http://www.alz.org/alzheimers_disease_diagnosis.asp.

Dillinger, Samantha. "The Most Important Goals." Ranker. 2016. http://www.ranker.com/list/most-important-life-goals-list/samantha-dillinger.

"Discoveries in 2015." Cambridge Cognition Ltd. 2016. http://www.cambridgecognition.com/investors/rns-announcements/new-research-delivered-at-aaic1.

"Diseases and Conditions." Mayo Foundation for Medical Education and Research. 2016. http://www.mayoclinic.org/diseases-conditions.

Elenkov, I. J. "Neurohormonal-cytokine interactions: Implications for inflammation, common human diseases and well-being." *Neurochemistry International* 52 (2008): 40–51. http://www.uccs.edu/Documents/rmelamed/elenkov_2008_17716784.pdf.

Elenkov, I. J., and G. P. Chrousos. "Stress Hormones, T_H1/T_H2 Patterns, Pro/Anti-inflammatory Cytokines and Susceptibility to Disease." *Trends in Endocrinology & Metabolism* 10, no. 9 (November 1999): 359–68. https://www.ncbi.nlm.nih.gov/pubmed/10511695.

"Employment Projections." US Bureau of Labor Statistics, 2015. http://www.bls.gov/EMP.

"Energy Cost Impacts on American Families, 2001–2012." American Coalition for Clean Coal Electricity. February 2012. http://www.americaspower.org/sites/default/files/Energy_Cost_Impacts_2012_FINAL.pdf.

Family Caregiver Alliance. 2016. https://www.caregiver.org.

"Forgetfulness." *United Healthcare Renew Magazine*, no. 5 (November 2014), 29. https://www.aarpmedicareplans.com/corporate/aarpmedcare/pdfs/Renew_Issue5.pdf.

Foster, C., N. Mistry, P. Peddi, and S. Sharma, eds. *The Washington Manual of Medical Therapeutics*, 33rd ed. Philadelphia: Lippincott Williams & Wilkins, 2010.

Fowler, Richard. "Facing Our Fears." *Today's Better Life* (Spring 1992), 74, 77.

Gabriel, Linda. "BDNF—Miracle-Gro for the Brain." Thought Medicine. May 2010. http://thoughtmedicine.com/2010/05/bdnf-miracle-gro-for

-the-brain.

Goldberg, Stephen. *Clinical Physiology Made Ridiculously Simple*. Miami: MedMaster, Inc., 2004.

Gómez-Isla, T., J. L. Price, D. W. McKeel Jr., J. C. Morris, J. H. Growdon, and B. T. Hyman. "Profound loss of layer II entorhinal cortex neurons occurs in very mild Alzheimer's disease." *Journal of Neuroscience* 16, no. 14 (July 15, 1996): 4491–500. https://www.ncbi.nlm.nih.gov/pubmed/8699259.

Goroll, Allan, and Albert G. Mulley. *Primary Care Medicine: Office Evaluation and Management*, 5th ed. Philadelphia: Lippincott Williams & Wilkins, 2006.

Helmuth, Laura. "Top Ten Myths about the Brain." *Science-Nature*. May 19, 2011. http://www.smithsonianmag.com/science-nature/top-ten-myths-about-the-brain-178357288/.

Hershbein, Brad, and Melissa S. Kearney. "Major Decision: What Graduates Earn Over Their Lifetimes." The Hamilton Project. September 29, 2014. http://www.hamiltonproject.org/papers/major_decisions_what_graduates_earn_over_their_life times/.

Hirsch, E. D., Jr., Joseph F. Kett, and James Trefil. *The Dictionary of Cultural Literacy*. Boston: Houghton Mifflin, 1988.

Hollander, Eric, Martin Evers, and Cheryl M. Wong. *Contemporary Diagnosis and Management of Common Psychiatric Disorders*. Longboat Key, FL: Handbooks in Health Care, 2000. http://www.hhcbooks.com/psychiatric_disorders/contemporary_diagnosis_and_management_of_common_psy chiatric_disorders.

"Intracellular Fluid: Definition & Composition." Study.com. 2016. http://study.com/search/text/academy.html?q=Intracellular+fluid%3A+definition+%26+composition+chapter+12+lesson+8#/topresults/Intracellular%20fluid:%20definition%20&%20composition%20chapter%2012%20lesson%208.

Issacson, Walter. "20 Things You Need to Know about Einstein: Childhood." *Time* (April 5, 2007). http://content.time.com/time/specials/packages/article/0,28804,1936731_1936743_1936745,00.html?iid=sr-link1.

Josephson, S. Andrew, and S. Claiborne Johnston. "Neurology Editors' Choice: Top Stories of 2013." *Journal Watch* 15, no. 5 (December 31, 2013). http://www.jwatch.org/na32964/2013/12/31/neurology-editors-choice-top-stories-2013.

Kane, Joseph, and Andie Tomer. "Most Americans Still Driving, but New Census Data Reveal Shifts at the Metro Level." Brookings. September 29, 2014. https://www.brookings.edu/blog/the-avenue/2014/09/29/most-americans-still-driving-but-new-census-data-reveal-shifts-at-the-metro-level/.

Kaplan, Harold, and Benjamin A. Sadock. *Kaplan & Sadock's Pocket Handbook of Clinical Psychiatry*, 5th ed. Philadelphia: Lippincott Williams & Wilkins, 2010.

"Knowledge Quotes." BrainyQuote, 2016. https://www.brainyquote.com/quotes/topics/topic_knowledge.html.

LaFrance, Adrienne. "How Many Websites Are There?" *The Atlantic*, September 30, 2015. http://www.theatlantic.com/technology/archive/2015/09/how-many-websites-are-there/408151/.

Leardi, Janette. *The Brain*. New Rochelle, NY: Benchmark Education Company, January 1, 2011. https://books.google.com/books?id=Y68mvYtNjYEC&printsec=frontcover#v=onepage&q&f=false.

Lee, Dick, and Delmar Hatesohl. "Listening: Our Most Used Communication Skill." The University of Missouri, 2015. http://extension.missouri.edu/p/CM150.

Lieberman, Jeffrey, and Allan Tasman. *Handbook of Psychiatric Drugs.* Chichester, West Sussex, England: John Wiley & Sons, 2006.

Lin, J. S., E. O'Connor, R. C. Rossom, L. A. Perdue, B. U. Burda, M. Thompson, and E. Eckstrom. "Screening for Cognitive Impairment in Older Adults: An Evidence Update for the U.S. Preventive Services Task Force." Agency for Healthcare Research and Quality. November 2013. https://www.ncbi.nlm.nih.gov/books/NBK174643/

Marieb, Elaine N., and Katja Hoehn. *Human Anatomy and Physiology*, 8tl ed. San Francisco: Benjamin Cummings, 2010.

Mastin, Luke. "The Human Memory." 2010. http://www.human-memory.net/brain_neurons.html.

Matthews, Dale. "Staying Young." *Today's Better Life* (Summer 1992), 93–95.

McKenzie, E. C. *14,000 Quips and Quotes for Writers and Speakers.* Grand Rapids: Baker Books, 1980.

McPhee, Stephen J., Maxine A. Papadakis, and Michael W. Rabow, eds. *Lange 2011: Current Medical Diagnosis & Treatment*, 50th ed. New York: McGraw Hill Medical, 2010.

Merriam-Webster's Medical Dictionary, new edition. Springfield, MA: Merriam-Webster, Inc., 2006.

Meynert, Barbara. "Growing old isn't for sissies." Sage Vita. January 10, 2013. http://www.sagevita.com/learning/growing-old-isnt-for-sissies/.

Michelon, Pascale. "Brain teaser to exercise your cognitive skills: Where do words go?" SharpBrains. June 20, 2014. http://sharpbrains.com/blog/2014/06/20/brain-teaser-to-exercise-your-cognitive-skills-where-do-words-go/.

Minirth, Frank. *Boost Your Brainpower.* Grand Rapids: Revell, 2010.

———. *A Brilliant Mind: Proven Way: to Increase Your Brainpower.* Grand Rapids: Revell, 2007.

———. *In Pursuit of Happiness: Choices That Can Change Your Life* Grand Rapids: Revell, 2004.

———. "Our Treasure Chest of Memories." *Today's Better Life* (Winter 1992), 74–77.

———. *Psychiatry A to Z, 2013 Editio of Psychopharmacology Words and Concepts Every Student of Psychopharmacology Should Know.* Unpublished manuscript, 2010.

———. "Reach for the Blue Skies." *Today's Better Life* (Spring 1993), 39–41.

———. "Relax." *Today's Better Life* (Premiere Issue, 1991), 54–58.

———. "When Opportunity Whispers." *Today's Better Life* (Fall 1993), 70–72.

Minirth, Frank, and Paul Meier. *Happiness Is a Choice.* Grand Rapids: Baker Books, 1988.

———. "Is Genetics a Good Excuse?" In *Happiness Is a Choice.* Grand Rapids: Baker Books, 1988.

Minirth, Frank, Paul Meir, Richard Flournoy, and Jane Mack. *Sweet Dreams.* Grand Rapids: Baker Books, 1985.

Minirth, Frank, John Reed, and Paul Meier. *Beating the Clock*. Richardson, TX: Today Publishers, 1985.

Morley, Patrick M. "God's Blueprint for Living." *Today's Better Life* (Fall 1992), 91–92.

Naser, Suhayl. "No laughing matter: Laughter is good psychiatric medicine." *Current Psychiatry* 12, no. 8 (August 2013): 20. http://www.mdedge.com/currentpsychiatry/article/76797/bipolar-disorder/no-laughing-matter-laughter-good-psychiatric.

Nasrallah, Henry A., ed. *Current Psychiatry* 12, no. 4 (March 2013).

National Center for Biotechnology Information. US National Library of Medicine. http://www.ncbi.nlm.nih.gov/books.

National Council on the Aging. https://www.ncoa.org.

National Institute of Mental Health. http://www.nimh.nih.gov/index.shtml.

National Institute on Aging. https://www.nia.nih.gov.

National Institutes of Health. https://www.nih.gov.

Neal, Connie. "Seven Secrets for Surviving Stress." *Today's Better Life* (Winter 1993): 77–80.

Neaves, Noe. "The Endangered Elderly." *Christian Psychology for Today* 6, no. 2 (Winter 1991): 27–28.

Nguyen, Thai. "Hacking into Your Happy Chemicals: Dopamine, Serotonin, Endorphins, & Oxytocin." The Utopian Life. October 10, 2014. http://theutopianlife.com/2014/10/14/hacking-into-your-happy-chemicals-dopamine-serotonin-endorphins-oxytocin/.

"Normal Aging vs Dementia." Alzheimer Society Canada. August 27, 2015. http://www.alzheimer.ca/en/About-dementia/What-is-dementia/Normal-aging-vs-dementia.

"100 Fascinating Facts You Never Knew about the Human Brain." Nursing Assistant Central. December 31, 2008. http://www.nursingassistantcentral.com/blog/2008/100-fascinating-facts-you-never-knew-about-the-human-brain/.

O'Rourke, P. J. "The Last Baby Boomers Turn 50." *AARP, The Magazine* (December 2014–January 2015). http://www.aarp.org/politics-society/history/info-2014/youngest-baby-boomers-turn-50.html.

Raichle, Marcus E., and Debra A. Gusnard. "Appraising the brain's energy budget." Proceedings of the National Academy of Sciences 99, no. 16 (2002), 10237–39. http://www.pnas.org/content/99/16/10237.full.

Razali, Salleh Mohd. "Life Event, Stress and Illness." *Malaysian Journal of Medical Sciences* 15, no. 4 (October 2008): 9–18. https://www.ncbi.nlm.nih.gov/pmc/articles/PMC3341916/.

Reagan, Patti Davis. "An Open Letter to Will Ferrell." Books by Patti Davis. April 28, 2016. http://booksbypattidavis.com/an-open-letter-to-will-ferrell.

Reese, Randy. "Growing Old Gracefully." *Today's Better Life* (Spring 1992).

"Researchers DeBunk Myth of 'Right-brain' and 'Left-brain' Personality Traits." University of Utah Health Care. August 14, 2013. http://healthcare.utah.edu/publicaffairs/news/2013/08/08-14-2013_brain_personality_traits.php.

Reuell, Peter. "Muting the Mozart effect." *Harvard* Gazette (December 11, 2013). www.news.harvard.edu

/gazette/story/2013/12/muting-the
-mozart-effect/.

Sadock, Benjamin J., Virginia A. Sa-
dock, and Pedro Ruiz. *Kaplan &
Sadock's Study Guide and Self-
Examination Review in Psychiatry*,
9th ed. Philadelphia: Lippincott Wil-
liams & Wilkins, 2011.

Sauer, Alissa. "Communication Tips for
Dementia Caregivers." *Alzheimers
.net* (blog), September 8, 2014. http://
www.alzheimers.net/9-8-14-demen
tia-communication-tips/.

———. "Risk Factors for Alzheimer's."
Alzheimers.net (blog). December 23,
2013. http://www.alzheimers.net/2013
-12-23/risk-factors-for-alzheimers/.

Segerstrom, S. C., and G. E. Miller.
"Psychological stress and the human
immune system: a meta-analytic
study of 30 years of inquiry." *Psy-
chology Bulletin* 130, no. 4 (July
2004): 601–30. https://www.ncbi.nlm
.nih.gov/pubmed/15250815.

"Severe acute respiratory syndrome
(SARS)." MedlinePlus. Updated Feb-
ruary 2, 2015. https://medlineplus
.gov/ency/article/007192.htm.

Shook, Kerry, and Chris Shook. *One
Month to Live*. Colorado Springs:
WaterBrook Press, 2008.

Sightings, Tom. *Sightings over Sixty*
(blog). January 6, 2015. http://
sightingsat60.blogspot.com/.

Sperry, Roger W. "Split-brain approach
to learning problems." In Quarton,
Melnechuk, and Schmitt, *The Neu-
rosciences: A Study Program*. New
York: Rockefeller University Press,
1967, 714–22. people.uncw.edu
/puente/sperry/sperrypapers/#1967.

"Stages of Alzheimer's." Alzheimer's &
Dementia, Alzheimer's Association.

2016. http://www.alz.org/alzheimers
_disease_stages_of_alzheimers.asp.

Stahl, Stephen M. *Stahl's Essential Psy-
chopharmacology, Neuroscientific
Basis and Practical Application*, 4th
ed. New York: Cambridge University
Press, 2013.

Starkstein, Sergio E., and Romina Miz-
rahi. "The Diagnosis of Depression
in Alzheimer's Disease." *Directions
in Psychiatry* 27, no. 1 (2007): 43–50.

Stettinius, Martha. *Inside the Dementia
Epidemic: A Daughter's Memoir*.
Horseheads, NY: Dundee-Lakemont
Press, 2012. http://www.insidede
mentia.com/about-dementia.

Swindoll, Charles R. *Taking on Life
with a Great Attitude*. Communicat-
ing Biblical Truths. Wheaton: Tyn-
dale, n.d.

———. *Growing Strong in the Seasons
of Life*. Portland, OR: Multnomah,
1983.

"Symptoms and Causes." Mayo Foun-
dation for Medical Education and
Research. 2016. http://www.mayo
clinic.org/diseases-conditions/alzheim
ers-disease/symptoms-causes/dxc-20
167103.

Taubenberger, J., and David M. Mo-
rens. "1918 Influenza: The Mother of
All Pandemics." *Emerging Infectious
Diseases Journal* 12, no. 1 (January
2006). https://wwwnc.cdc.gov/eid
/article/12/1/05-0979_article.

"The Number of Words in the English
Language." The Global Language
Monitor. November 24, 2016. http://
www.languagemonitor.com/global
-english/no-of-words/.

"The Ten Best Vocabulary Learning
Tips." Sheppard Software. 2016.
http://www.sheppardsoftware.com
/vocabulary_tips.htm.

"The World: Life Expectancy (2017)." geoba.se. http://www.geoba.se/population.php?pc=world&type=15.

Toor, Ramanpreet, Benjamin Liptzin, and Steven Fischel. "Hospitalized, elderly, and delirious: What should you do for these patients?" *Current Psychiatry* 12, no. 8 (August 2013), 10–18. http://www.mdedge.com/currentpsychiatry/article/76790/alzheimers-cognition/hospitalized-elderly-and-delirious-what-should.

Tortora, Gerard J., and Bryan H. Derrickson. *Principles of Anatomy and Physiology*, 12th ed. Hoboken, NJ: John Wiley & Sons, 2009.

"Treatment Horizon: The hope for future drugs." alz.org research center. http://www.alz.org/research/science/alzheimers_treatment_horizon.asp.

2015 Alzheimer's Disease Facts and Figures 11, no. 3. Alzheimer's Association. https://www.alz.org/facts/downloads/facts_figures_2015.pdf.

UCSB Science Line. http://www.scienceline.ucsb.edu.

"Understanding the Facts of Anxiety Disorders and Depression Is the First Step." Anxiety and Depression Association of America. Updated May 2014. https://www.adaa.org/understanding-anxiety.

U.S. Department of Health and Human Services. https://www.usa.gov/federal-agencies/u-s-department-of-health-and-human-services.

Vincent. "How many words do you need to know in a foreign language?" *Street-Smart Language Learning* (blog). February 11, 2013. http://www.streetsmartlanguagelearning.com/2013/02/how-many-words-does-average-native.html.

Vos Savant, Marilyn, and Leonore

Fleischer. *Brain Building in Just 12 Weeks*. New York: Bantam Books, 1990. http://marilynvossavant.com.

Wanjek, Christopher. "Eye Scan May Detect Early Signs of Alzheimer's Disease." LiveScience. May 5, 2016. http://www.livescience.com/54659-eye-scan-may-detect-early-alzheimers.html.

"What Is Neuroplasticity? Definition & Concept." Study.com. http://study.com/academy/lesson/what-is-neuroplasticity-definition-depression-quiz.html.

"What We Know Today about Alzheimer's Disease." Alz.org Research Center. http://www.alz.org/research/science/alzheimers_disease_treatments.asp.

Wikipedia. s.v. "History of Personal Computers." Last modified January 8, 2017. https://en.wikipedia.org/wiki/History_of_personal_computers.

———. s.v. "Traditional Education." Last modified December 14, 2016. https://en.wikipedia.org/wiki/Traditional_education.

Wong, Ma-li, Mauricio Arcos-burgos, and Julio Licinio. "Frontiers in Psychiatric Research." *Psychiatric Times*, June 1, 2008. http://www.psychiatrictimes.com/login?referrer=http%3A//www.psychiatrictimes.com%2Ffrontiers-psychiatric-research.

World Of Quotes: Quotes, Sayings, and Proverbs. 2013. www.worldofquotes.com.

Yager, Joel. "Predicting Medication Response in Older Depressed Patients." *Journal Watch* 19, no. 6 (June 2013). http://www.jwatch.org/jp201304290000001/2013/04/29/predicting-medication-response-older-depressed.